ビジュアルレクチャー

基礎
理学療法学

大橋ゆかり　編

コアカリ準拠

医歯薬出版株式会社

〈編　集〉

大橋ゆかり　茨城県立医療大学保健医療学部理学療法学科

〈執筆者〉（執筆順）

大橋ゆかり　茨城県立医療大学保健医療学部理学療法学科
橘　　香織　茨城県立医療大学保健医療学部理学療法学科
榎本　雪絵　杏林大学保健学部理学療法学科

This book was originally published in Japanese under the title of :

BIJYUARU REKUCHA–KISO RIGAKURYOUHOUGAKU
(Visual Lecture–Basic Physical Therapy)

Editor :

OHASHI, Yukari
 Professor, Department of Physical Therapy,
 Ibaraki Prefectural University of Health Sciences

© 2012 1st ed.

ISHIYAKU PUBLISHERS, INC.
 7-10, Honkomagome 1 chome, Bunkyo-ku,
 Tokyo 113-8612, Japan

理学療法学を学ぶ皆さんへ

　日本に理学療法士が誕生したのは1965年です．理学療法士は，まだまだ若い専門職ですが，誕生以来着実に成長してきました．

　特に，1990年台以降は成長が加速し，ここ20年間で理学療法士の有資格者は約10倍の人数まで増加しました．それと同時に，理学療法士が関与する領域も拡大しています．初期には，ほとんどの理学療法が病院内で行われていましたが，現在では，地域社会で生活する人たちの健康問題にもかかわるようになりました．

　また，疾患としても内科系疾患が加えられ，それに起因する機能障害への対処や予防といった領域まで含まれるようになりました．さらに，理学療法は科学に基づく学問領域ですので，科学の進歩に伴ってこれからも発展的に変化し続ける宿命を負っています．つまり，理学療法士に必要とされる知識も増え続けます．

　したがって皆さんは，学生時代のみならず，卒後も生涯にわたり学習していかなければなりません．では，学校教育のなかでカバーしなければならない理学療法の知識・技術はどの範囲なのでしょうか？　この問題について，理学療法士の職能団体である日本理学療法士協会は継続的に検討を行っており，2011年4月に「理学療法卒前教育モデル・コア・カリキュラム」を示しました．理学療法教育における"コア・カリキュラム"とは，理学療法士としてのスタートラインに立つために必要な最小限の知識と技術の範囲を示すものです．

　本テキストシリーズは，この"コア・カリキュラム"に準拠して作成されました．また，本シリーズは，ここを足がかりにして，さらに自己学習を進めていただきたいという願いから，「図表を駆使して視覚的に捉えやすく」，「理解しやすく，明快な文章で」，「実際の症例に即して問題意識を喚起する」というコンセプトで書かれています．

　皆さんが目指そうとしている理学療法士は，これからも大いに発展する可能性を秘めた専門領域です．希望をもって学習に取り組んでいきましょう．本テキストシリーズが，皆さんの知的好奇心に応え，将来におけるさらなる成長の助けになることを願っています．

2011年12月

シリーズ編者一同

序

"基礎理学療法学"とは何でしょう．本書の目次をご覧になった方は，ますます混乱の度合いが深まってしまったかもしれません．この点について，本書『基礎理学療法学』での学習を始める前に，少し説明しておきたいと思います．

本来は，"臨床医学"に対して"基礎医学"が位置づけられるように，"臨床理学療法学"に対して"基礎理学療法学"が位置づけられるべきです．基礎医学が臨床医学を支える科学的基盤であるように，基礎理学療法学は臨床理学療法学の科学的基盤です．しかし，基礎医学に含まれる科目は，解剖学，生理学，病理学，公衆衛生学，等々と列挙できるのに対して，基礎理学療法学を構成する科目は確定していません．領域としては，"運動学"および"基礎医学で教授される内容の一部"，さらに"臨床医学で教授される内容の一部"が含まれると考えられます．本テキストシリーズが準拠する「理学療法卒前教育モデルコア・カリキュラム」（日本理学療法士協会，2011年提示）では，この領域を「専門基礎領域」として統括し，医学，保健学，福祉学，リハビリテーション学などとの橋渡し的な内容を指定しています．本書もコア・カリキュラムに準拠していますので，本書のなかでは「専門基礎領域」で教授される内容には踏み込みません．しかし，本来の意味での"基礎理学療法学"は，本書の内容に加えて「専門基礎領域」で教授される内容すべてを含んでいるということを理解してください．

このような理由で，本書の内容は「専門基礎領域」では教授されない"基礎理学療法学"を集めたものになっており，統一性に欠けるようにみえるかもしれませんが，次のように構成されています．

第1章と第2章は，理学療法学の全体を大掴みに俯瞰していただくための章です．いわゆる"理学療法概論"の内容になっています．

第3章は，運動学の実習です．運動学に関する知識は"運動学"という独立した科目のなかで教授されますが，運動学は基礎理学療法学のなかでも中心となる重要な科目ですので，座学だけではなく，実際に体を動かしながら考える学習が必要です．

第4章では，今後，理学療法学独自の理論に発展していく可能性の高い科学的基盤を学びます．

授業形態も，講義あり，演習・実習ありの変化に富むものになっていますので，挑戦的に取り組んでいただければ幸いです．

2011年12月

編者　大橋ゆかり

目次 ビジュアルレクチャー 基礎理学療法学

1章 理学療法総論
大橋ゆかり

Ⅰ．理学療法の位置づけ ……………………… 2
A 理学療法を構成する3つの柱
　—臨床，研究，教育— ……………………… 2
1. 理学療法はどのような職域をもっているの？ … 2
2. 理学療法はどのように定義されているの？ …… 2
3. 理学療法はどのような人を対象にするの？ …… 4
4. 理学療法はリハビリテーションとどのような関わりをもっているの？ ……………… 5
5. 臨床と研究と教育はどのような関係にあるの？ ……………………………………… 6
6. 医療の新しい概念にはどのようなものがあるの？ ……………………………………… 6

B 理学療法の歴史と理念 ……………………… 9
1. 理学療法はどのようにして誕生したの？ …… 9
2. リハビリテーションはどのような理念や運動の影響を受けてきたの？ ………………… 10
3. 理学療法はどのような理念をもっているの？ … 11

C チーム医療と関連職種 …………………… 12
1. 患者紹介 …………………………………… 12
2. 理学療法士としてどう介入するか？ ……… 13
3. 関連職種の専門性を知ろう ………………… 13

Ⅱ．理学療法関連法規と諸制度 ……………… 15
A 理学療法関連法規 ………………………… 15
1. 理学療法士の法的な身分はどのように規定されているの？ ………………………… 15
2. 理学療法業務に関連する法と制度にはどのようなものがあるの？ ………………… 15

B 職能団体としての役割 …………………… 20
1. 理学療法士はどのような協会組織をもっているの？ …………………………… 20
2. 日本理学療法士協会はどのような事業をしているの？ ……………………… 21
3. 国際学会とはどのような関わりをもっているの？ ……………………………………… 22

Ⅲ．理学療法士に求められる職業倫理と職場管理 ……………………………………… 23
A 「倫理規定」と「理学療法士の職業倫理ガイドライン」 ……………………… 23
1. 倫理規定 …………………………………… 23
2. 理学療法士の職業倫理ガイドライン ……… 24

2章 臨床，研究，教育における理学療法
大橋ゆかり

Ⅰ．臨床理学療法 ……………………………… 28
A 臨床理学療法の過程 ……………………… 28
1. 評価から治療介入への流れはどうなっているの？ ……………………………………… 29
2. 問題点の抽出と目標設定はどのように行うの？ ……………………………………… 31

B 臨床理学療法の体系 ……………………… 33
1. 運動療法とはどのような方法なの？ ……… 34
2. 物理療法とはどのような方法なの？ ……… 37
3. 補装具療法とはどのような方法なの？ …… 41
4. 日常生活活動（ADL）とはどのような概念なの？ ……………………………………… 45
5. 地域理学療法とはどのような領域なの？ … 49

Ⅱ．理学療法研究 ……………………………… 52
A 研究領域 …………………………………… 52
B 研究方法 …………………………………… 53

Ⅲ．理学療法教育 ……………………………… 57
A 教育課程の歴史的変遷 …………………… 57

- B 教育内容の変遷 ……………………… 58
- C 理学療法教育の目標 ………………… 59
- D 臨床技能教育 ………………………… 60
- E 養成校における教育の到達目標と卒後教育システム …………………… 61

3章 人間の運動・動作のメカニズム

橘　香織

I. 生体の形と動きを表現する …………… 64
1. 観察と触診はどのように行うの？ …… 64
2. 身体計測はどのように行うの？ ……… 66
3. 関節運動はどのように計測するの？ … 67

II. 生体力学 …………………………………… 71
1. 力のモーメントとは何だろう？ ……… 71
2. 重心の求め方はどうするの？ ………… 72
3. てこの原理をどういかすの？ ………… 74
4. 床反力と重力の関係は？ ……………… 76

III. 筋力と筋持久力 ………………………… 78
1. 筋力の測定はどう行うの？ …………… 78
2. 遠心性収縮と求心性収縮で筋力測定に違いはあるの？ ……………………… 80
3. 筋持久力とは何だろう？ ……………… 82
4. 筋電図の計測はどうするの？ ………… 82

IV. 姿勢 ……………………………………… 86
1. 姿勢の記載はどうするの？ …………… 86
2. 立位姿勢の変化とバランスは？ ……… 88
3. 立ち直り反射と平衡反応は？ ………… 88

V. 歩行 ……………………………………… 91
1. 歩行分析はどうやって行うの？ ……… 91
2. 歩行率と歩行比はどう測定するの？ … 93

VI. 運動と動作の分析① ―運動学的分析 …………………………… 95
1. 重心の速度と加速度はどう測るの？ … 95
2. 歩行の運動学的動作分析はどう行うの？ …… 99
3. 臥位から立位に至るまでの動作分析は？ … 99

VII. 運動と動作の分析② ―運動力学的分析 ………………………… 101
1. 床反力と関節モーメントとは？ ……… 101
2. 歩行の運動力学的分析はどう行うの？ … 103

VIII. 運動技能と運動学習 ………………… 105
1. 反応時間の測定はどう行うの？ ……… 105
2. フィッツの法則とは何だろう？ ……… 107
3. 運動学習とは何だろう？ ……………… 107

4章 運動障害のメカニズム

榎本雪絵

I. 痛みの病態メカニズム ………………… 112
1. 痛みはどのように認識されるの？ …… 112
2. 痛みの発生様式による分類は？ ……… 114
3. 臨床場面でよく用いられる分類は？ … 115

II. 関節可動域障害の病態メカニズム …… 118
1. 関節の構成体とその障害：原因を理解するためには？ ………………… 118
2. 関節可動域障害の原因にはどのようなものがあるの？ ……………………… 122

III. 筋力低下のメカニズム ………………… 124
1. 筋力はどのように発揮されるの？：筋力低下の原因を理解するために ………………… 124
2. 筋力低下の原因にはどのようなものがあるの？ ………………………………… 129

IV. 創傷, 靭帯損傷治癒のメカニズム …… 131
1. 創傷治癒のメカニズムは？ …………… 131
2. 靭帯損傷治癒のメカニズムは？ ……… 133

V. 筋細胞の壊死と再生のメカニズム …… 136
1. 筋細胞の構造：筋細胞はどのような構造をしているの？ ………………………… 136
2. 骨格筋の血管はどう動いているの？ … 137
3. 筋細胞はどのように壊死するの？ …… 137
4. 筋細胞はどのように再生するの？ …… 137

VI. 脳の可塑性と運動・動作障害および運動学習の科学的基盤 ………………… 142
1. 脳の可塑性：損傷した脳機能は回復するの？ … 142
2. 運動学習とは何だろう？ ……………… 144

索引 ………………………………………………… 149

コラム目次

1章
① "理学療法士が行う行為" ＝ "理学療法"？ ……………… 3
② art and science …………………………………………… 4
③ EBPT（evidence-based physical therapy）………… 8
④ リハビリテーションの起源 ……………………………… 9
⑤ 国連による「国際障害者年」の制定と
　　その後の活動 ……………………………………………… 11
⑥ 理学療法士及び作業療法士法（要約）………………… 16
⑦ 特定疾患 …………………………………………………… 17
⑧ 日本理学療法士協会の目的と主な事業
　　（本協会定款より引用）………………………………… 21
⑨ 専門領域研究部会 ………………………………………… 22
⑩ 社団法人日本理学療法士協会倫理規程 ……………… 24
⑪ リスク・マネジメント …………………………………… 25
⑫ ヘルシンキ宣言 …………………………………………… 26

2章
① プラトー …………………………………………………… 28
② 臨床理学療法の4つの流れ ……………………………… 29
③ 患者中心医療 ……………………………………………… 30
④ ICF（国際生活機能分類）……………………………… 32
⑤ ヒポクラテス ……………………………………………… 34
⑥ 廃用性症候群 ……………………………………………… 35
⑦ 漸増抵抗運動 ……………………………………………… 35
⑧ E.B.Lawton ……………………………………………… 45
⑨ 「できるADL」 …………………………………………… 48
⑩ Community-Based Rehabilitation：CBR ………… 49
⑪ 医療・リハビリテーションに関連した国の施策 …… 50
⑫ 調査研究の代表的なデザイン …………………………… 54
⑬ シングルケースデザインの例 …………………………… 56
⑭ 単位制の考え方 …………………………………………… 59
⑮ 新しい教育法（PBLとOSCE）………………………… 61

3章
① 見えない・触れられない構造は
　　どう把握するか？ ………………………………………… 66
② 肩甲骨の運動 ……………………………………………… 67
③ どの肢位での運動か ……………………………………… 69
④ 重心を通る場合は ………………………………………… 69
⑤ 剛体とは …………………………………………………… 72
⑥ 重力と重心 ………………………………………………… 74
⑦ 合成重心 …………………………………………………… 74
⑧ 床反力は仮想の力 ………………………………………… 76
⑨ 姿勢の安定・不安定 ……………………………………… 77
⑩ 筋力測定のポイント ……………………………………… 80
⑪ 等運動性（isokinetic）と等速性（isovelocity）…… 80
⑫ ジュースを飲む場合 ……………………………………… 81
⑬ ワイヤー電極 ……………………………………………… 84
⑭ S/N比 ……………………………………………………… 85
⑮ 無重力空間で「背臥位」は可能か？ ………………… 86
⑯ 立ち直り反射？立ち直り反応？ ………………………… 89
⑰ 踵接地がないときはどうする？ ………………………… 93
⑱ 三次元動作解析システムとは？ ………………………… 99
⑲ 動作分析はなぜ行うか？ ……………………………… 100
⑳ 参考書と違うデータ？ ………………………………… 104
㉑ どの応答運動か？ ……………………………………… 106
㉒ 要約フィードバックとは？ …………………………… 109
㉓ 協調性とは？ …………………………………………… 109

4章
① どうして痛みが起こっているの？ …………………… 117
② 関節遊離体（関節鼠）とは？ ………………………… 120
③ 瘢痕化とは？ …………………………………………… 121
④ 架橋とは？ ……………………………………………… 122
⑤ 筋肉痛はどうして生じるの？ ………………………… 140
⑥ 過度の筋収縮（筋力トレーニング）によって
　　筋肉痛が生じるしくみは？ …………………………… 141
⑦ 学習の準備性（レディネス）とは？ ………………… 147

コラムマークの見方

補足説明
関連知識や発展的内容

用語解説
キーとなる用語をもう一歩ふみこんで解説

豆知識
知っておくと役に立つ事柄

コーヒーブレイク
本文に関連した息抜きになる読み物

1章

理学療法総論

I．理学療法の位置づけ
II．理学療法関連法規と諸制度
III．理学療法士に求められる職業倫理と職場管理

I. 理学療法の位置づけ

はじめに

あなたが将来，自分の職業にしようとしている"理学療法"とはどのような仕事なのでしょうか？

この節では，まず，理学療法とはどのような領域をもち，どのような人を対象に行われるのかを学びます．次に，理学療法が誕生し，現在のような内容に至った歴史を学びます．また，理学療法の歴史は，リハビリテーションの概念と切り離して考えることはできません．そのリハビリテーション自体も，これまでにさまざまな社会情勢の影響を受けながら発展してきました．どのような社会的理念や社会的運動がリハビリテーションに影響を及ぼしたのでしょうか．

この節では，少し視野を広げて，このような問題も含めて説明していきます．

A 理学療法を構成する3つの柱
—臨床，研究，教育—

1 理学療法はどのような職域をもっているの？

日本の理学療法療法士数は，今，目ざましい勢いで増加しています．それにともなって，理学療法士が働く領域も拡大してきています．

ここでは，理学療法とは何かを知る1つの方法として，現在，どのような職場に，どれくらいの理学療法士が勤務しているかを見てみましょう．

表1に，2010年4月現在の理学療法士の勤務先の資料を示します．2010年4月現在，日本には理学療法士の国家試験合格者が82,794人いますが，表1のデータはそのうちの59,586人を対象にした調査結果です．

表1からわかるように，理学療法士の職域として大半を占めるのは医療施設です．しかし，医療施設だけではなく，福祉施設，行政関係施設，保健・健康産業に勤務する理学療法士もいます．また，これらとは分類の視点が異なりますが，教育や研究を職務としている理学療法士もいます．

このように，理学療法には，患者や障害者を直接の対象とする現場（これらを総称して"臨床"という用語を使うことにします）での仕事の他に，研究や教育の仕事も必要なのです．

2 理学療法はどのように定義されているの？

次に，理学療法の定義を参考にして，理学療法とは何かを考えてみましょう．

a 「理学療法士及び作業療法士法」での定義

理学療法の定義は国によっても異なりますが，日本の法律（1965年に制定された「理学療法士

及び作業療法士法」）では次のように記載されています．

「（理学療法とは）身体に障害があるものに対して，主としてその基本動作能力の拡大を図るため，治療体操その他の運動を行わせ，及び電気刺激，マッサージ，温熱その他の物理的手段を加えることをいう」

つまり，理学療法では，
- "身体に障害のあるもの"を対象にする
- 目的として"基本動作能力の拡大を図る"
- 方法として"運動"と"物理的手段"を用いる

と規定されています．

日本の法律では，理学療法の範囲が比較的狭く規定されています．これは，後に述べますが，理学療法を医学的リハビリテーションの1つの手段として位置づけるという1965年当時の国の考え方によるものです．しかし，前項でも述べたように，**現在では，理学療法士の職域は障害予防を目的とする分野にも拡大されています**（コラム①）．

表1　理学療法士の勤務施設と就業している理学療法士の比率

勤務先の分類		就業者数の比率（%）
医療施設	病院，診療所	73.4
医療福祉中間施設	介護老人保健施設，訪問・在宅理学療法，等	9.4
福祉施設	介護老人施設	0.8
	身体障害者更生援護施設	0.5
	児童福祉施設	1.1
行政関係施設	保健所，等	0.6
保健・健康産業	スポーツ関係，フィットネス施設，等	0.3
教育・研究施設	養護学校	0.1
	理学療法士教育施設	3.1
	研究施設，その他	0.4
その他		10.3

※日本理学療法士協会ホームページに公開されているデータに基づいて筆者が作成
（http://www.japanpt.or.jp/，2010年12月16日参照）

 コラム①　"理学療法士が行う行為"="理学療法"？

　理学療法士は法に定められた範囲を超えて仕事をしてもよいのだろうかと疑問に思う人がいるかもしれませんね．

　理学療法士は個人として専門的な知識と技能をもっていますので，どのような対象に対しても，どこでもそれを行使することは可能です．しかし，気をつけなければならないことは，現在の法で規定された以外の状況で行われた"理学療法士の行為"を「理学療法」といってよいのかという問題です．つまり，「理学療法士が行う行為」と法律で定められた「理学療法」は，厳密にいえば範囲が異なるということを理解しておかなければなりません．

では世界に視野を広げてみましょう．WHO（World Health Organization；世界保健機関）や米国，英国の理学療法士協会では，次のような定義を用いています．

b WHO の定義

「理学療法は，治療的運動，指導，温熱，寒冷，光線，水，マッサージ，電気などを手段とする身体的治療の art and science（コラム②）である．その目的は，疼痛の軽減，循環の改善，障害の防止と改善，および筋力，可動域，協調性の最大限の回復である．また理学療法には次のことも含まれる；神経支配の障害と筋力低下の程度を確定するための電気的・徒手的テスト，機能的能力を確定するためのテスト，医師の診断補助および記録のための関節可動域測定，肺活量測定．理学療法士は障害予防および病気・障害からの回復をはかると同時に，予防医学にも積極的に関わり，臨床研究も行う」

c 米国理学療法士協会の定義

「理学療法はヘルスケアの専門職であり，それは病院，クリニック，ナーシングホームなどの場で行われ，理学療法士は疾病，外傷，事故，先天性障害などによる障害者を対象とする．理学療法士は，神経系，筋骨格系，感覚・運動系，心肺系の評価を実施する．理学療法士は，医師または歯科医師の依頼を受け，評価の結果に基づいて初期および長期の治療計画を立案する．さらに理学療法士は，対象者の動機づけを行うとともに，対象者とその家族および関係する他の医療職種への助言を行う」

d 英国理学療法士協会の定義

「理学療法とは，疾病と障害の予防，治療ならびに日常生活活動能力を含む機能の発達と回復をはかるために，物理的手段を用い，リハビリテーション過程を援助することである」

WHO，米・英理学療法士協会の定義は，いずれも日本の法律的な定義よりも広い範囲を「理学療法」としています．また，日本でも，日本理学

>
> **コラム② art and science**
>
> "art and science" は医聖といわれるヒポクラテスに由来する言葉です．2章のコラム⑤で取り上げていますので，そちらを参照してください．

療法士協会は次のような業務指針を示し，理学療法士の業務には，障害予防を目的とする行為や，保健・福祉の分野における業務が含まれるとしています．

e 日本理学療法士協会の業務指針

「理学療法士は，身体に障害のある者，また，障害の発生が予測される者に対し，その基本的動作能力の回復や心身の機能の維持・向上を図るため，治療体操その他の運動を行わせ，電気刺激，光線，徒手的操作（マッサージ他），温熱，水治その他の物理的手段を加えることを業務とし，もって保健・医療・福祉の普及及び向上に寄与することを目的とする」

3 理学療法はどのような人を対象にするの？

理学療法は障害のある人を対象にして行われるわけですが，ある人が障害をもつに至るには原因となる疾患があります．**表2**に，理学療法対象疾患の比較的最近のデータを示しました．

理学療法対象者の経年的変化として特徴的なのは，高齢の対象者が増加していることです．表2に示した2005年の調査では，理学療法対象者の約75%が70歳以上でした．また，対象者の高齢化にも関係があるのでしょうが，障害の原因となる疾患として，呼吸器疾患，心疾患，糖尿病などの内科系疾患が増加しています．

表2 理学療法対象者が有する疾患

疾患	割合（%）	疾患	割合（%）
脳血管障害	18.9	脊髄小脳変性症	1.1
骨折	13.9	脳腫瘍	0.8
変形性膝関節症	13.5	末梢神経損傷	0.7
筋骨格系のその他の疾患（腰痛等）	12.3	切断	0.6
認知症	7.6	筋ジストロフィー症	0.6
パーキンソン病	5.8	筋萎縮性側索硬化症	0.5
呼吸器疾患	3.7	泌尿器系疾患	0.3
糖尿病	3.3	その他の精神異常	0.3
関節リウマチ	3.2	乳癌	0.3
心疾患	2.3	その他の膠原病	0.2
脊髄損傷	2.0	ギランバレー症候群	0.1
頭部外傷	1.7	熱傷	0.1
脳性麻痺	1.6	血友病	0.1
その他の悪性新生物	1.1	その他	3.7

（日本理学療法士協会（編）：理学療法白書2005より）

4 理学療法はリハビリテーションとどのような関わりをもっているの？

国際連合（以下，国連）は，「障害者に関する世界行動計画」（1982）のなかで，リハビリテーションを次のように定義しました．

「リハビリテーションとは，身体的，精神的，社会的に最も適した生活水準の達成を可能とすることによって，各人が自らの人生を変革していくための手段を提供していくことを目指す，時間を限定した過程である．」

このような過程を実現するために，リハビリテーションは次の4つの側面をもっているとされています．

●医学的リハビリテーション
個体の機能的または心理的能力を，必要に応じて代償能力を活用することによって発達させる一連の医療であって，それによって障害者が自立し，活動的な生活ができるようにすること

●教育的リハビリテーション
養護学校の教員を中心とする専門職種が，障害児の教育を促進すること

●職業的リハビリテーション
障害者が適当な雇用につき，それを継続し，および向上することができるようにすること

●社会的リハビリテーション
障害者の社会生活力を高めることを目的としたプロセスを推進すること

そして，前にも述べたとおり，理学療法は元々は医学的リハビリテーションの1つの方法でした．しかし，近年では，他のリハビリテーションの分野にも，間接的にではあるかもしれませんが，理学療法士が関与するようになってきました．特に，小児期障害の理学療法では，教育的リハビリテーションとの関連が強く，老年期障害の理学療法では社会的リハビリテーションとの関連が強いと考えられます．

また，理学療法と医療，福祉，保健分野の関わりについて考えてみると，これらの分野の理学療法の一部は，医学的リハビリテーションの1領域に含まれるといえます．しかし，それ以外に，従来からの"リハビリテーション"の概念には含まれない行為も理学療法士は行っています．これらは，より積極的な障害予防を目的としていると考えられます．以上の観点をふまえ，リハビリテーションと理学療法との関係を図示すれば，図1

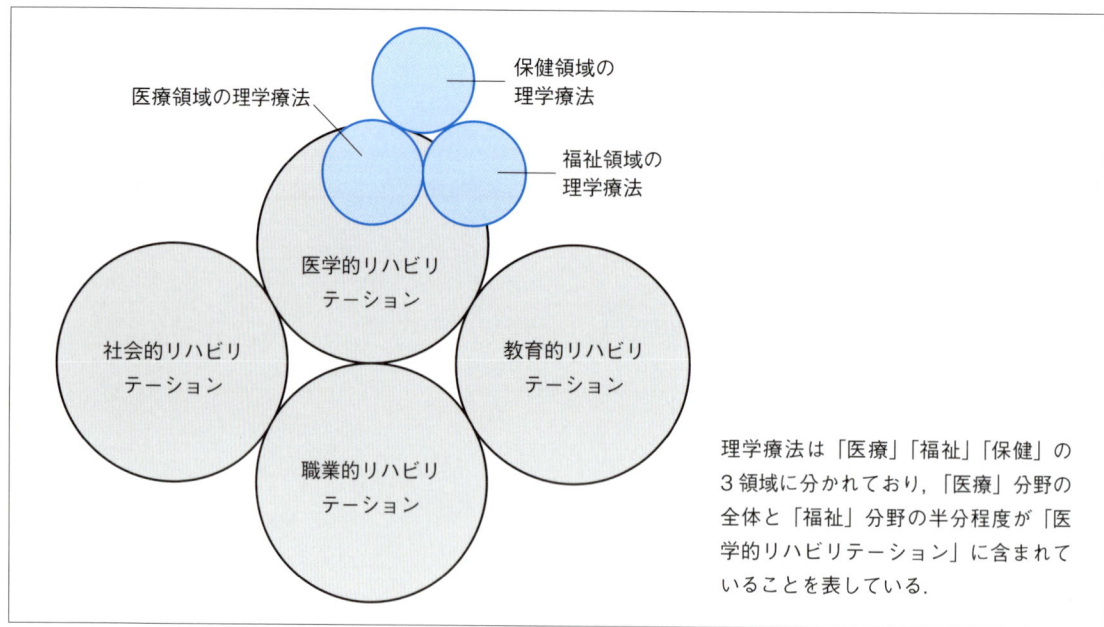

図1　理学療法の範囲

のようになります．

5 臨床と研究と教育はどのような関係にあるの？

表1で，研究や教育（理学療法士育成）に携わっている理学療法士もいるということを示しました．研究や教育は臨床理学療法とどのような関係にあるのでしょうか．

理学療法研究は，臨床における理学療法に科学的根拠を与えることを目的としています．

- 臨床理学療法でどのような介入法が効果的なのか
- ある介入法はどのような機序で効果を発揮するのか
- その作用機序を説明するためにはどのような理論が必要か

など臨床理学療法には解明しなければならない課題が山積です．さらに，医療は日々進歩していますので，次々と新しい介入法が紹介され，理学療法研究の課題がなくなることはありません．

また，**理学療法研究の成果は臨床理学療法に反映されるとともに，理学療法士教育の内容にも取り入れられていきます．理学療法士教育に，常に新しい知見を取り込むことによって，時代の要請に応えることのできる理学療法士を育成することができるようになります．**

理学療法士教育は，新たな理学療法士を社会に供給するために行われます．つまり人材供給という面で，臨床理学療法や理学療法研究を支えているといえます．

このように，臨床・研究・教育の3領域は，図2に示すように，互いに支え合う構造になっています．

6 医療の新しい概念にはどのようなものがあるの？

最近の医療現場のイメージは，以前とは大きく変わりました．理学療法の現場にいて，その変化が感じられるようになったのは，10年ほど前からでしょうか．具体的な変化のいくつかは，この項の後半で述べますが，それらの元になっているのは「患者中心医療」という考え方です．

「患者中心医療」とは，"医療費を支払っている患者さんの意思が中心に置かれる医療"という意味です．消費者である患者さんが，自分の求める医療サービスを手に入れるということは，ごく

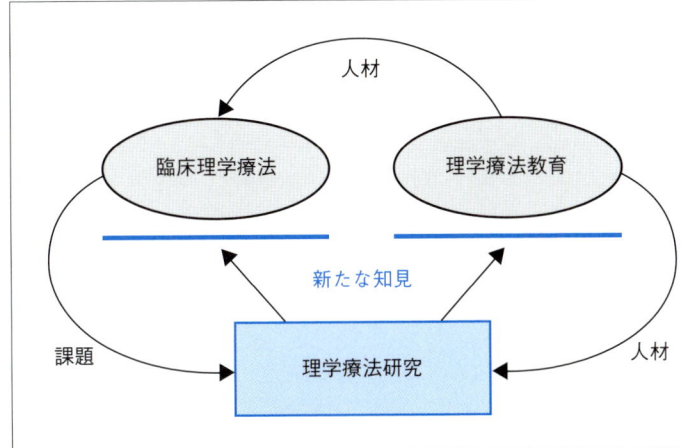

図2 臨床理学療法，理学療法研究，理学療法教育の関係

当り前のことであるはずです．

しかし，従来の医療はそういうものではありませんでした．そもそも，医師と患者の間には，医療に関する専門知識や経験の歴然たる差があります．"だから，患者は医師の言うことを素直に聞いていればいいのだ"という医療者側の思い込みがありました．それに対して，専門知識がない患者側は反論するすべもなく，医師にすべての判断を任せる"お任せ医療"を当然のことと思い込んでいました．

両者の思い込みを正せば，**医療者側は，医療の提供者（医療行為者）であると同時に，患者さんの意思決定をサポートするための，専門知識をもったアドバイザーであるべきです．また，患者側には，自らの意思を示し判断する責任が発生します．**

「患者中心医療」が本格的に実施されるようになった現代の医療では，いくつかの概念の重要性が再認識されました．代表的な概念には，次のようなものがあります．

ⓐ EBM（evidence-based medicine）

EBMとは，"良心的に，明確に，分別をもって，最新最良の医学知見を用いる"ことによって実践される医療のあり方を指す用語です．

医師は，専門誌や学会で公表された過去の治療結果を広く検索し，時には新たに臨床研究を行うことにより，なるべく客観的な治療に関する情報を収集し，患者さんに提供します（コラム③）．

患者さんは医療の専門家ではありませんので，自らの責任で治療法を選択するといっても，専門知識が不足しています．そこで，専門家である医療者の側に，適切な情報を提供する責任が発生します．

ⓑ インフォームド・コンセント（informed consent）

インフォームド・コンセントとは"正しい情報を得た（伝えられた）うえでの合意"を意味する概念です．

医療者はEBMを用いて，患者さんに情報を伝えます．その際，患者さんが"正しく理解"できるように，適切な説明をする必要があります．

また，患者さんの側も，提案された治療方針をただ受け入れるという受動的態度ではなく，正しく理解したうえで，自己判断により"合意"または"拒否"することが求められます．

日本語では，インフォームド・コンセントを「説明と合意」と訳すことが多いですが，この場合の「合意」とは，双方が対等な立場に立ったうえで，意見の一致（コンセンサス）をみるという意味になります．

ⓒ クリニカルリーズニング（clinical reasoning）

クリニカルリーズニングは「臨床推論」，「臨床

> ### コラム③　EBPT（evidence-based physical therapy）
>
> 　EBMの導入にともない，理学療法でも独自のEBPTを発展させようという動きがあります．EBPTは，個々の患者さんによりよい理学療法を提供するために，具体的な行動や判断の基準を示して実践する介入方法です．しかし，残念ながら，日本の理学療法の領域では，EBPTが十分に実践されているとはいえません．
>
> 　EBPTが遅れている理由はいくつか考えられます．例えば，理学療法介入法自体が統一されていないこともその1つです．理学療法にはartの部分とscienceの部分があることは，前に述べました．そしてartの部分は，個々の理学療法士の技能に大きく依存しているのです．つまり，理学療法の介入効果は，実施する理学療法士が誰かによっても異なるという側面があります．
>
> 　これまでは，それはそれでやむをえないと捉えられていたかもしれません．しかし，今後はartではあるが，理学療法士が共有すべき技能を抽出し，客観的に記述するなどの努力を通して，臨床実践における課題を1つひとつ検討していくことが必要です．そして，このような努力を積み重ねることにより，理学療法の科学性を向上させることが望まれます．

思考過程」などと訳されます．理学療法士が，患者さんの訴えや症状から障害の原因を推測し，仮説に基づき適切な検査法や介入法を選択していく一連の認知過程を指します．この過程は，理学療法士の気づきから始まり，専門的な経験や知識に基づく論理的思考により仮説を検証する手続きの繰り返しから成ります．

　クリニカルリーズニングも患者中心医療の実践の一部を担うと考えられます．この過程が，理学療法士の"気づき"から始まることからもわかるように，医療は提供する側（医療者）から受け取る側（患者）への一方通行の過程ではありません．**患者さんは訴えや症状などの情報を医療者に提供し，医療者はそれにクリニカルリーズニングを加えて，医療行為を患者さんに返すのです**．その医療行為によって患者さんの症状が変化すれば，それが患者さんからの新たな情報提供となり，さらにクリニカルリーズニングが進んでいきます．

　EBMやインフォームド・コンセントやクリニカルリーズニングをうまく進めていくために必要な医療者の資質は何だと思いますか？

　常に新しい知見を求める探究心，相手の意見を正しく理解する能力，自分の考え方をわかりやすく伝える能力，などが重要ですね．現代社会で求められている医療者は，勉強熱心でコミュニケーションに長けた人材なのです．このような人材を輩出するための教育方法は，やはりそれなりに特徴的なものになるはずです．したがって，患者中心医療は，理学療法教育にも影響を与えようとしています．

　このことについては，2章のコラム③でも取り上げますので，そちらもご参照ください．

B 理学療法の歴史と理念

1 理学療法はどのようにして誕生したの？

ⓐ 紀元前〜19世紀まで

世界的に見て，理学療法が存在意義を示し始めたのは19世紀以降のことです．しかし，理学療法の元になる概念は，紀元前から存在していました．

その1つは，"運動による健康増進"という考え方です．さらに，運動が疾病からの回復に有効であるということも部分的には認められていたようです．また，別の概念として"水浴や日光浴による活力回復"も古くから知られていたことです．

ⓑ 19世紀以降

時代が進み，**19世紀初頭になると，"運動による健康増進"が「治療体操」として体系化**されていきました．一方，**"水浴や日光浴"は20世紀中盤に「物理医学」という新しい医学として体系化**されました．物理医学は，20世紀に起こった2回の世界大戦による戦傷者の機能回復の手段として発展していきました．

この，「治療体操」と「物理医学」の概念が結びついて，理学療法の中核となっていくわけですが，近代的な理学療法の誕生には，もう1つの大きな理念が関与しています．それが**「リハビリテーション」**です．

理学療法の誕生に関与したこれらの概念の時間的な流れを**図3**に示しました．

では，「リハビリテーション」とはどのような歴史のなかで発展してきたのでしょうか．詳しくは，リハビリテーション概論など別の科目で学んでいただく内容ですが，ごく簡単な紹介をコラム④に載せました．

 コラム④　リハビリテーションの起源

rehabilitationという語は"re"－"habilis"－"action"という3つの語源から成ります．"re"は「再び」，"habilis"はラテン語の「ふさわしい（適した）」，"action"は「○○すること」です．つまり"rehabilitation"とは「再びふさわしい状態にすること」という意味になります．

"rehabilitation"は，元々は広い意味での「人間としての復権」を表す概念でした．15世紀のフランスに，国民的英雄であり，"オルレアンの乙女"ともよばれたジャンヌ・ダルクという女性がいました．彼女は，後にイギリスの捕虜となり，宗教裁判の結果，"異端者であり魔女である"として火刑に処せられました．しかしジャンヌ・ダルクの死後，彼女の罪の有無をめぐって，再び裁判が行われます．その結果，1456年にローマ教皇が"ジャンヌ・ダルクは無罪である"と判決を下しました．このときの裁判は「リハビリテーション裁判」とよばれ，ここで初めてリハビリテーションという言葉が使われました．

このようにして誕生したリハビリテーションの概念は，20世紀になってから，特に世界大戦による戦傷者を"再び社会に適応できる状態にする"という考え方と結びついて，医療の領域に急速に広がって行きました．

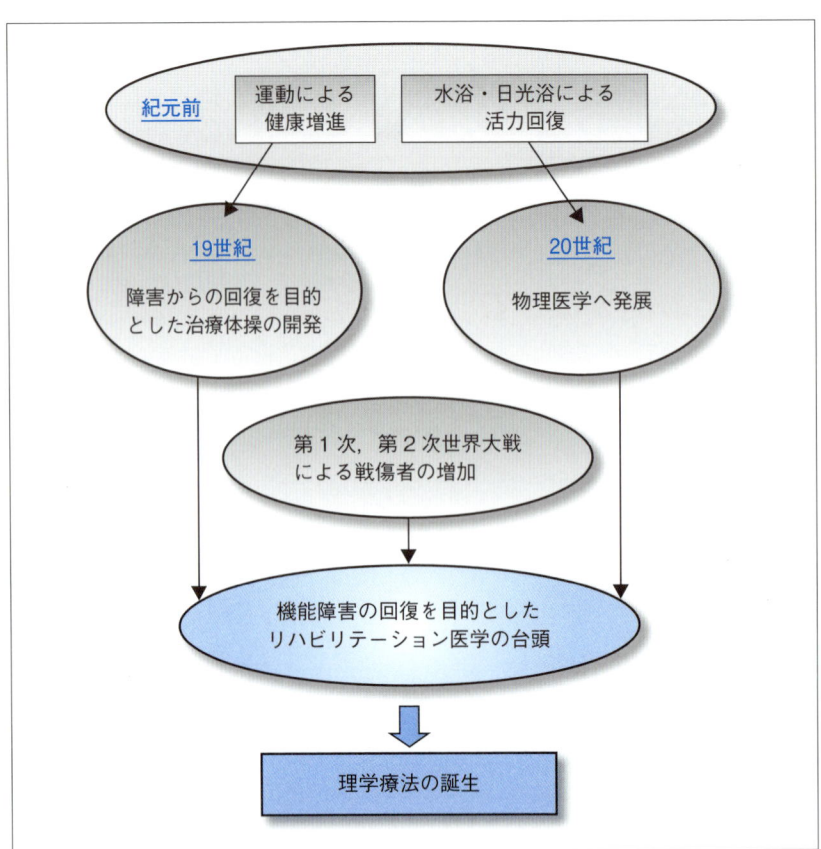

図3　理学療法誕生までの流れ

2　リハビリテーションはどのような理念や運動の影響を受けてきたの？

a　ノーマライゼーション

ノーマライゼーションは北欧で生まれた理念です．最初は，デンマークの法律（1959年）のなかで規定されました．この法律の草案を作ったのはBank Mikkelsenですが，それによれば，"ノーマライゼーションとは，知的障害者をその障害とともに受容することであり，彼らにノーマルな生活条件を提供すること"であるとされています．

Mikkelesenの考え方は，スウェーデンのBengt Nirje（ベンクト・ニイリエ）に引き継がれ，スウェーデンでも同様の法律（1968年）が制定されました．Nirjeによれば，ノーマライゼーションの原理には次のようなことが含まれています．

- すべての知的障害者の生活様式を，社会的に普通の生活様式に近づけること
- 生活リズムが"1日"，"1週間"，"1年"のそれぞれの単位で一般人と同じようになること（例えば，プライバシーの保障される1日の生活，仕事と余暇がある1週間の生活，季節に応じた社会生活に参加できる1年の生活，など）
- 生涯を通じて，発達できる機会をもつこと
- 自己決定の機会，異性間交友の機会，経済的環境が普通に与えられること
- 家族とともに地域社会のなかで生活し，公平な社会的交流をもてること

ノーマライゼーションの理念は，やがて全世界的な動向となり，国連でも取り上げられるようになりました．**国連は1971年に「精神薄弱者の権利宣言」，1975年に「障害者の権利宣言」を決議し，1981年を「国際障害者年」と定め，1982年の「障害者に関する世界行動計画」へと発展していきました**（コラム⑤）．

b　IL（Independent Living）運動

IL運動は，1970年代にアメリカで，障害者が

> **コラム⑤　国連による「国際障害者年」の制定とその後の活動**
>
> 「国際障害者年」のテーマは「完全参加と平等」で、次の内容が含まれています．
> - 障害者の社会への身体的及び精神的適合を援助すること
> - 障害者に対して適切な援護，訓練，治療及び指導を行い，適当な雇用の機会を創出し，また障害者の社会における十分な統合を確保するためのすべての国内的及び国際的努力を促進すること
> - 障害者が日常生活において実際に参加すること，例えば公共建築物及び交通機関を利用しやすくすることなどについての調査研究プロジェクトを奨励すること
> - 障害者が経済，社会及び政治活動の多方面に参加し，及び貢献する権利を有することについて，一般の人々を教育し，また周知すること
> - 障害の発生予防およびリハビリテーションのための効果的施策を推進すること
>
> 　1982年に決議された「障害者に関する世界行動計画」の実施にあたって1983〜1992年までを「国連・障害者の十年」とし，各国が計画的な課題解決に取り組むことになりました．また，1992年には，「国連・障害者の十年」に続く取り組みとして，「アジア太平洋障害者の十年」(1993〜2002年)が採択されました．この取り組みは，2012年までの延長が決定され，現在実施されているところです．

中心となって発展させた社会運動です．**IL運動の主張は，"障害が重度で，日常生活に介助を要する状態にあっても，人間として自立した生活を送る権利がある"**というものです．

　ここでいう「自立生活（IL）」とは，自ら意思決定し，自分の納得できる選択により自分の生活を管理し，他者への依存を最小限にすることを意味します．またILには，地域社会での日常生活への参加や，社会的役割の遂行が含まれます．つまり，主体的な生活を営むために，精神的独立を確保するということです．

　IL運動の隆盛は，世界大戦以降，職業復帰や経済的自立を志向してきたリハビリテーションを，本来の「人間としての復権」という理念に向けて方向転換させる契機になったといえます．

ⓒ QOL（Quality of Life）

　QOLは「生活の質」，「生命の質」などと訳されています．QOLの概念も，それ自体は古くから存在していたと考えられますが，医療の領域に取り入れられたのは，1980年台以降のことです．

　QOLにはさまざまな定義があり，なかなか統一することができません．しかし，哲学者であるソクラテスの言葉として伝えられている「大切なことは，ただ生きることではなく，良く生きることである」に象徴される意味であることは間違いありません．

　前項で取り上げた**IL運動は，障害者のQOLという概念を呼び覚ます契機になったと考えられますし，ノーマライゼンションはQOLを高めるために必要な重要な理念である**といえます．このようにこれらの理念は，互いに重なり合いながら，リハビリテーションとも双方向的に影響しあって，今後も発展していくものと考えられます．

3 理学療法はどのような理念をもっているの？

　理学療法は，狭義には，図3に示したように，治療体操と物理医学に起源をもつ介入技術の体系であるといえます．しかし，そこに，これまで述べてきたようなリハビリテーションの理念が加わることによって，**障害をもつ対象者が可能な限り人間らしく生きる権利を回復することを援助するための介入法である**，というように意義が拡大されます．

つまり，図3で示した，理学療法誕生に関わった3つの要素のうち，治療体操と物理医学は理学療法に介入技術を与え，リハビリテーションは理学療法に理念を与えたということができます．

理学療法が，このような理念をもっていること自体，社会的に大きな意義のあることです．しかし，これは医学的リハビリテーションの1領域として行われる理学療法の理念にすぎません．図1に示した通り，現在では，理学療法の範囲はリハビリテーションの枠を越えていると考えられます．

医療・福祉・保健の領域を包括する理学療法には，どのような理念を与えればよいでしょうか．まだ，始まったばかりの新しい領域もありますので，定説があるわけではありません．これから，皆さんと一緒に考えていかなければならない課題の1つです．

C チーム医療と関連職種

現代医療はチーム医療なしには成り立ちません．これは，医療のどの領域にも共通していえることですが，特にリハビリテーションに関わる職種にとって，チーム医療は必須です．

本項では，ある患者さんを例にとって，理学療法士はどのような職種と連携をとる必要があるかを考えていきましょう．

1 患者紹介

●氏名，性別，年齢
N君，男，16歳（A養護学校高等部1年生）
●診断名，障害名
脳性麻痺，痙直型両麻痺
●現病歴
未熟児として生まれ，乳児期から運動発達が遅れていた．生後6カ月の時点で，脳性麻痺（痙直型両麻痺）と診断された．その後，当院で定期的に外来理学療法を受けている．
●既往歴，合併症
なし
●家庭環境
父親は自宅の近くで自営業を営んでいる．母親は専業主婦．5歳年上の姉と2歳年下の弟がいる．家族の健康状態は全員良好．
●現在の状態

・顕著な知的障害はなく，視覚・聴覚障害も認められない．
・寝返り，起き上がり，膝立ち位保持，台などにつかまっての立ち上がりは可能．
・立位保持は台に手をつくか，手すりにつかまっていれば可能．
・移動手段は，四這い，歩行器での歩行，車椅子移動を場合によって使い分けている．
・歩行時には，膝関節が常に屈曲しているので，過剰な筋力を必要とし，長い距離を歩くことはできない．なお，装具は使用していない．
・食事，整容，更衣は時間がかかるが自分でできる．
・入浴とトイレ動作には介助が必要．

N君は2年後には養護学校を卒業することになりますので，そろそろ，進学するか就職するかなどの進路を決め，準備に取りかからなければなりません．

ご両親の希望は，入所施設のある職業訓練センターに入所させ，その後，一般企業へ就職させたいということで，本人も同意しています．

本人とご両親は，すでに入所を希望する職業訓練センターを見学し，説明を受けています．センターの説明では，入所施設内での生活は自立して行えることが必要だということでした．また，将

来の就業を円滑に進めるためには，入所以前に普通自動車免許を取得しておくことが望ましいといわれました．

2 理学療法士としてどう介入するか？

このケースでは，当面の目標は大きく分けて2つあると考えられます．
目標①：入所施設での日常生活自立（まかない付きなので調理は不要）
目標②：普通自動車免許取得

さて，N君に対して，理学療法士はどのような介入を行えばよいでしょうか？

ⓐ 日常生活の自立に向けて

まず，目標①について考えてみましょう．

N君は，現在のところ，入浴とトイレ動作に介助が必要です．

1) 入浴

浴室では，床が滑りやすいので，手すりがあったとしても，N君の運動能力では移動が難しいと考えられます．したがって，立位保持や歩行の練習，およびそれらに必要な運動機能の向上が必要です．これらは，理学療法士が行うべき内容です．

また一般的に，入浴後の着衣は，身体が湿っているために，起床時の着衣よりも難しい動作になります．N君は更衣は自分でできるのですが，時間がかかるので，まだ十分習得されていない可能性があります．更衣動作も，もう少し練習したほうがよさそうですが，更衣動作練習は，どちらかというと作業療法士の専門分野です．

2) トイレ動作

トイレ動作で難しいのは，ズボンや下着の上げ下ろしです．ズボンなどは手で上げ下ろしするわけですが，N君のように，立っているためにも手すりなどを手で持っていなければならない場合には，手が使えないことになります．そこで，手で支えなくても少しの時間，立位を保持できる能力を獲得してもらわなければなりません．

ここでも立位保持の練習を行っていくのがよいことになります．

3) 装具療法

さらに，N君の場合には，立位や歩行で膝関節が屈曲する傾向がありますので，装具の適応があると思われます．

装具療法は，医師が処方し，義肢装具士が装具を作製し，理学療法士が装具を装着しての動作練習をする，というような役割分担で行っていきます．

ⓑ 普通自動車免許の取得に向けて

次に，目標②について考えてみましょう．

1) 知的・認知的能力の確認

自動車の運転には，運動能力だけではなく認知能力が要求されます．N君は，通常の理学療法室での活動を見る限りは，知的・認知的な問題はないように思われます．しかし，これは重要な点なので，N君の知的・認知的能力が自動車運転に支障ないレベルであるかどうか，一度専門家の判断を仰いだほうがよいと思われます．

このような領域の専門家は誰かというと，いくつかの職種が該当します．臨床心理士，言語聴覚士，作業療法士などです．

2) 運転動作の確認と練習

運転動作自体ができるかどうかとなると，ドライビング・シミュレーターを用いて実際にやってもらい，評価することが必要になります．これは，どこの病院ででもできるわけではありませんが，作業療法士が関わることの多い領域です．

これらの評価の結果，N君は自動車免許を取得できる能力があるということになれば，運転動作の練習を行っていきます．理学療法士として関与できるのは，座位姿勢の安定を図るというような，基本的動作能力の領域になります．作業療法では，ドライビング・シミュレーターを用いて，より応用的な動作と認知のトレーニングが行われます．

3 関連職種の専門性を知ろう

リハビリテーションにおけるチーム医療を考えるために，N君という1症例を取り上げました．N君に近い将来，関わる可能性のある職種だけで

も6職種があがってきました．症例の障害が重度であれば，在宅生活を支えるために介護や福祉の専門職が関わることになります．

このようにリハビリテーション・チームに関わる職種は非常に多くあり，対象者の必要性に応じて，それぞれ異なった職種のチームが構成されます．また，**チーム医療で重要なことは，チームを構成するすべてのメンバーが，目標を共有することです．そのために，すべてのチームメンバーが一堂に会して行われるケースカンファレンスや，日々の業務のなかで他職種とコミュニケーションをとることが，大変重要になります．**

図4に主な職種の名称をあげました．主な職種の専門性は以下のとおりです．

● 保健師
健康保持および増進の指導，疾病予防の指導，健康相談，健康教育など地域保健活動を行う．

● 作業療法士
身体または精神に障害のある者に対して，応用動作能力あるいは社会的適応能力の回復をはかるために手芸や工作，その他の作業を指導する．

● 言語聴覚士
音声機能，言語機能または聴覚に障害のある者について，機能維持向上を行う．また，嚥下練習や人工内耳の調整などを行う．

● 臨床心理士
障害者の全人格の総合判定，全人格に作用している身体的・心理的因子の判定や削除，カウンセリングなどを行う．

● 義肢装具士
義肢装具の装着部位の採型および義肢装具の作製，身体への適合を行う．

● 社会福祉士
身体や精神に障害がある者や，環境上の理由により日常生活を営むのに支障がある者の福祉に関する相談に応じ，援助を行う．

● 介護支援専門員
要介護者などからの相談に応じ，居宅や施設サービスを利用できるように，利用者とサービス事業所との調整を行う．

● 介護福祉士
身体上または精神上の障害があることにより，日常生活を営むのに支障がある者の入浴，排泄，食事その他の介護を行う．

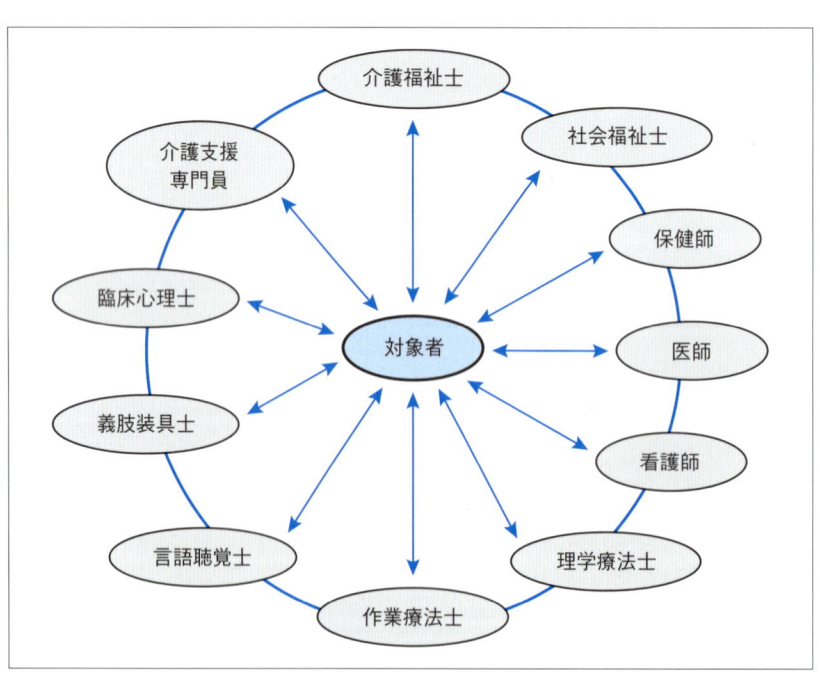

図4 リハビリテーションチームを構成する職種

II. 理学療法関連法規と諸制度

> **はじめに**
>
> 「理学療法士」は国から認可された資格をもって仕事をしています．資格職種であるということは，その身分が法律によって規定されているということです．また，「理学療法士」という名称を用いて仕事をする際に，遵守しなければならない義務や，逆に利用できる制度も法によって定められています．
>
> この節の前半では，これらの法や制度について学びます．
>
> 後半では，日本の理学療法士が組織している，専門職の団体（これを職能団体とよびます）について説明します．理学療法士の職能団体の組織と事業，および諸外国の理学療法士の団体との国際的な連携について学びます．

A 理学療法関連法規

1 理学療法士の法的な身分はどのように規定されているの？

身分とは，社会における位置を意味します．理学療法士の身分は，法律によって定められており，役割，権利，義務などが規定されています．

理学療法士の身分は，1965年（昭和40年）に制定された「理学療法士及び作業療法士法」によって定められています．この法律は次の6章および附則から成り立っています．

　第一章　総則
　第二章　免許
　第三章　試験
　第四章　業務等
　第五章　理学療法士作業療法士試験委員
　第六章　罰則
　附則

「理学療法士及び作業療法士法」は将来，あなた自身の身分を規定することになる法律ですので，内容を知っていたほうがよいでしょう．法律の全文は，インターネットなどで簡単に検索できますので，1度は目を通しておいてください．

なお，重要と思われる内容を要約して，**コラム⑥**に示しました．

2 理学療法業務に関連する法と制度にはどのようなものがあるの？

ここでは，理学療法の臨床業務と関連の深い法と制度として，「医療保険制度」，「介護保険制度」「障害者自立支援法」を取り上げて，解説します．

15

> **コラム⑥　理学療法士及び作業療法士法（要約）**
>
> **第1章　総則**
> ●第1条（この法律の目的）
> 　この法律では，理学療法士及び作業療法士の資格を定め，その業務の適正運用を図ることを目的とする．
> ●第2条（定義）
> 　「理学療法」とは，身体に障害のある者に対し，主としてその基本的動作能力の回復を図るため，治療体操その他の運動を行なわせ，及び電気刺激，マッサージ，温熱その他の物理的手段を加えることをいう．また，「理学療法士」とは，厚生労働大臣の免許を受けて，理学療法士の名称を用いて，医師の指示の下に，理学療法を行なう者をいう．
>
> **第2章　免許**
> ●第3条（免許）
> 　理学療法士になろうとする者は，理学療法士国家試験，厚生労働大臣の免許を受けなければならない．
> ●第4条（欠格事由）
> 　罰金以上の刑に処せられた者，理学療法士の業務に関し犯罪や不正を行った者等は免許が与えられないことがある．
> ●第5条（理学療法士名簿及び作業療法士名簿）
> 　厚生労働省に理学療法士名簿が備えられている．
>
> ●第6条（登録及び免許証の交付）
> 　免許は，国家試験に合格した者が申請し，理学療法士名簿に登録されることによって与えられる．
> ●第7条（免許の取消し等）
> 　理学療法士が欠格事由に該当する場合は，免許が取り消されることがある．
>
> **第3章　試験**
> （国家試験の目的，実施，受験資格等，詳細略）
>
> **第4章　業務等**
> ●第15条（業務）
> 　理学療法士は診療の補助として理学療法を行なうことができる．また，医師の具体的な指示を受けて，マッサージを行うことができる．
> ●第16条（秘密を守る義務）
> 　理学療法士には守秘義務があり，理学療法士でなくなった後もこの義務は継続して適用される．
> ●第17条（名称の使用制限）
> 　理学療法士でない者は，まぎらわしい名称を使用してはならない．
>
> **第5章　理学療法士作業療法士試験委員**
> （国家試験委員に関する規定，詳細略）
>
> **第6章　罰則**
> （守秘義務違反などに対する罰則規定，詳細略）

a 医療保険制度

まず，"保険"とは何かということから確認しておきましょう．保険とは，偶発的な事故や病気により，経済的に大きな損失を被ることを避けるための制度です．あらかじめ多くの人が保険料を納付することによりプール金を作り，事故や病気により費用が必要になった人に，プール金の一部を給付する仕組みになっています．ここで，**保険料を集めて管理運営する側の人が"保険者"**であり，保険料を納めたり，給付を受けたりする側の人が**"被保険者"**です．

日本は，「国民皆保険制度」を採用しており，日本国民であれば，必ずいずれかの種類の医療保険に加入することが義務付けられています．

日本の医療保険は，**図5**に示すような種類に分類されます．

病院や診療所などの保険医療機関が保険診療を行った場合には，医療機関は保険者に医療費を請求することができます．ただし，医療費の一部は，被保険者である患者さんの自己負担となり，患者さんが病院窓口などで直接支払うことになります．

医療費は，個々の医療行為ごとに**"診療報酬点数"として，全国一律に定められています**．理学療法を行った場合にも，診療報酬点数に従って，患者さんと保険者が医療機関に，それぞれの分担

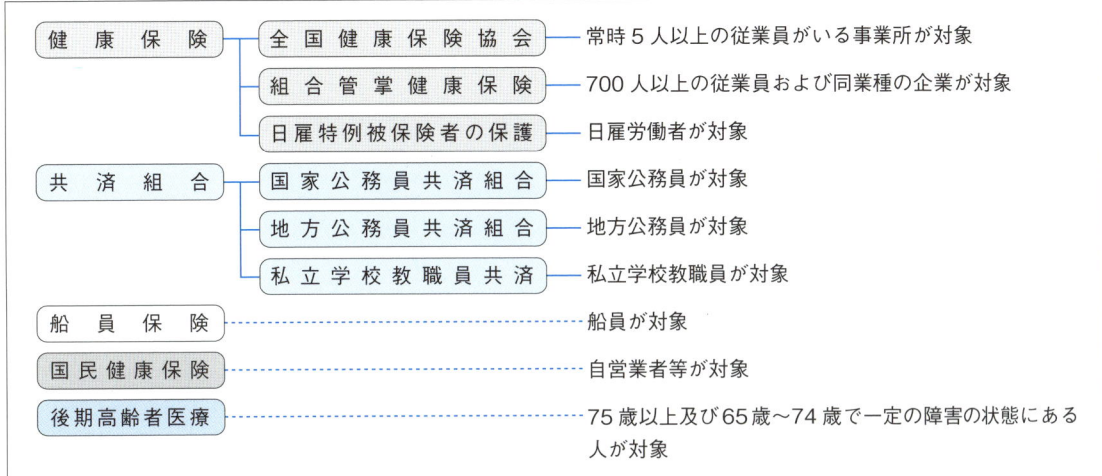

図5 日本の医療保険の種類と概要（2010年4月現在）　http://www.med.or.jp/insura/medical/02.html
（2010/12/23 参照）

に応じた費用を支払います．

理学療法に関する診療報酬は，たびたび改訂されており，今後も変化していくことが予測されますので，厚生労働省などから発信される情報には敏感に反応する必要があります．

理学療法に関連する最近の診療報酬制度の特徴としては，次のようなことがあげられます．

① 理学療法はリハビリテーション料の一部として診療報酬を受けることになり，"理学療法料"という名称がなくなった．

② リハビリテーションを算定できる日数に上限が設けられた．

③ 急性期ほど高い診療報酬点数が与えられるようになった．

④ 疾患によって異なる診療報酬点数が設定された．

⑤ 同じ疾患でも，施設基準の違いによって異なる点数が設定された．

⑥ 患者1人あたり，また理学療法士1人あたり1日に算定できる診療報酬点数に上限が設けられた．

b 介護保険制度

介護保険制度は，日本における高齢社会の急激な進行に対応する施策として，**2000年4月から施行された制度**です．介護保険の理念は，高齢者ができるかぎり自立した生活を送れるよう支

> **コラム⑦　特定疾患**
>
> 特定疾患とは原因不明で，治療方法が確立していない疾患で，具体的な疾患名が指定されています．その中で，介護保険の対象になるのは，筋萎縮性側索硬化症，後縦靱帯骨化症，骨折を伴う骨粗鬆症，他系統萎縮症，初老期における認知症など16疾患です．

援することですので，障害を予防するために，リハビリテーションは重要な役割を果たしています．

介護保険制度の保険者は市町村です．また，**被保険者は，65歳以上のすべての人（この人たちを第1号被保険者とよびます）および，40～65歳で特定疾患（コラム⑦）に該当する人（この人たちを第2号被保険者とよびます）です．**

介護保険によるサービスを希望する人がいれば，図6のような流れで申請手続きを進めていきます．

サービスを受けたい人は，まず**市町村に要介護認定の申請**を行います．すると，市町村の担当者が申請者を訪問し，心身の状態について調査を行います．この調査結果をコンピュータによる一次

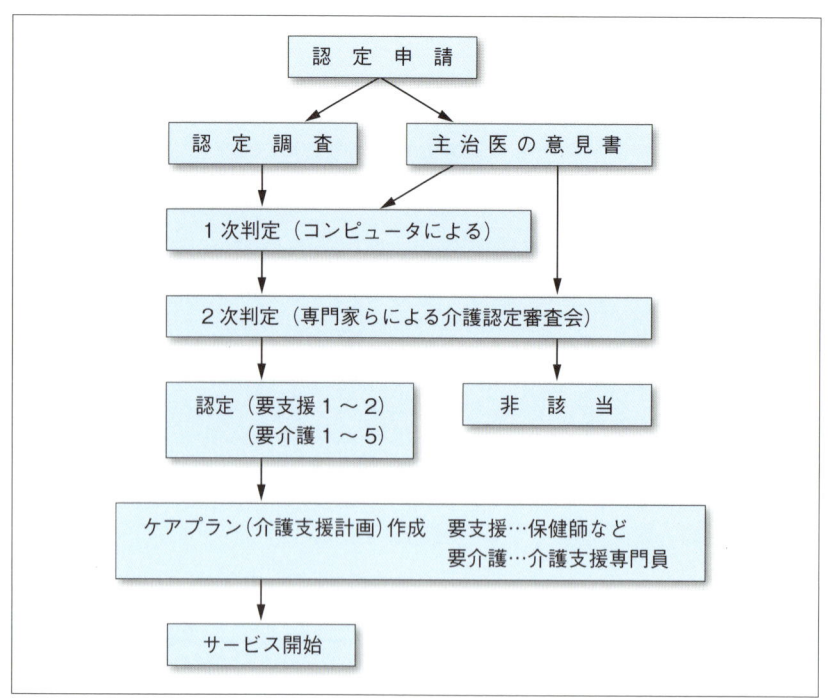

図6 介護保険によるサービス開始までの流れ

判定にかけ,主治医の意見書を添付して,二次判定に送ります.二次判定は,**専門職種による介護認定審査会**で行われ,介護保険要の利用者として認定されれば,支援1～要介護5(**表3**)のどの段階に入るかが決定されます.その後は,**申請者がサービス業者を選択し,ケアプランが作成されて,サービスが開始されます.**

介護保険制度には多くのサービスがあります.例えば,ヘルパーによる訪問介護,訪問入浴介護,通所施設を利用してのデイサービス,短期入所サービス,住宅改修や福祉用具の貸与などが含まれます.

介護保険制度では,理学療法士が関わることができる部分も多く,訪問リハビリテーション,通所リハビリテーション,短期入所時のリハビリテーションなどの担い手として,生活能力の維持ならびに回復を目標としたアプローチをすることが期待されています.

C 障害者自立支援法

障害者に対するサービスは,**2005年に制定された障害者自立支援法**に基づいて実施されています.2005年以前の障害者に対する施策は,身体障害福祉法,知的障害福祉法,精神障害福祉法,児童福祉法など障害種別ごとの法律によって行われていました.そのため,サービスが縦割りでわかりにくく,利用しにくい面がありました.また,地方自治体によって,サービス内容に格差も生じていました.

そこで,**身体障害,知的障害,精神障害といっ**

表3 要支援者,要介護者の日常生活状態像

区分	日常生活状態像
要支援1	日常生活上の基本動作については,ほぼ自分でできるが,予防のために支援を要する状態
要支援2	要支援1の状態から手段的日常動作を行う能力が低下し,何らかの支援が必要な状態
要介護1	立ち上がりや歩行が不安定で,排泄や入浴などに部分的介助が必要な状態
要介護2	立ち上がりや歩行が自力では困難で,排泄や入浴などに一部または全介助が必要な状態
要介護3	立ち上がりや歩行が自力では不可能で,排泄や入浴・更衣などに全面的な介助が必要な状態
要介護4	日常生活活動がかなり低下しており,排泄・入浴・更衣などに全面的な介助,食事動作に一部介助が必要な状態
要介護5	日常生活活動全般に全面的な介助が必要な状態

た障害の種別にかかわらず福祉サービスを一元化することを目的として障害者自立支援法が制定されました．障害者自立支援法では，サービスの実施は市町村が行い，国と都道府県がそれを支援することになっています．

障害者自立支援法による給付体系は，**表4**に示すように，介護給付，訓練等給付，地域生活支援事業の3領域から成ります．

表4 障害者自立支援法によるサービスの概要

居宅介護（ホームヘルプ）	自宅で，入浴，排泄（はいせつ），食事の介護等を行う	介護給付
重度訪問介護	重度の肢体不自由者でつねに介護を必要とする人に，自宅で，入浴，排泄，食事の介護，外出時における移動支援などを総合的に行う	
行動援護	自己判断能力が制限されている人が行動するときに，危険を回避するために必要な支援，外出支援を行う	
重度障害者等包括支援	介護の必要性がとても高い人に，居宅介護等複数のサービスを包括的に行う	
児童デイ・サービス	障害児に，日常生活における基本的な動作の指導，集団生活への適応訓練等を行う	
短期入所（ショートステイ）	自宅で介護する人が病気の場合などに，短期間，夜間も含め施設で，入浴，排泄，食事の介護等を行う	
療養介護	医療と常時介護を必要とする人に，医療機関で機能訓練，療養上の管理，看護，介護および日常生活の世話を行う	
生活介護	つねに介護を必要とする人に，昼間，入浴，排泄，食事の介護等を行うとともに，創作的活動または生産活動の機会を提供する	
障害者支援施設での夜間ケア（施設入所支援）	施設に入所する人に，夜間や休日，入浴，排泄，食事の介護等を行う	
共同生活介護（ケアホーム）	夜間や休日，共同生活を行う住居で，入浴，排泄，食事の介護等を行う	
自立訓練（機能訓練・生活訓練）	自立した日常生活または社会生活ができるよう，一定期間，身体機能または生活能力の向上のために必要な訓練を行う	訓練等給付
就労移行支援	一般企業等への就労を希望する人に，一定期間，就労に必要な知識および能力の向上のために必要な訓練を行う	
就労継続支援（A型＝雇用型，B型）	一般企業等での就労が困難な人に，働く場を提供するとともに，知識および能力の向上のために必要な訓練を行う	
共同生活援助（グループホーム）	夜間や休日，共同生活を行う住居で，相談や日常生活上の援助を行う	
移動支援	円滑に外出できるよう，移動を支援する	地域生活支援事業
地域活動支援センター	創作的活動または生産活動の機会の提供，社会との交流を行う施設	
福祉ホーム	住居を必要としている人に，低額な料金で，居室等を提供するとともに，日常生活に必要な支援を行う	

http://100.yahoo.co.jp/ "障害者自立支援法"（2010/12/25参照）

B 職能団体としての役割

1 理学療法士はどのような協会組織をもっているの？

現代社会では，ほとんどの人が何らかの集団（家庭，学校，会社などの団体や組織）に所属し，集団が，集団としての責任を果たしながら，集団としての要望を主張することによって，社会的な活動が成り立っています．

この点で，理学療法士も例外ではありません．"理学療法士" という資格は個人に与えられるものですが，"（日本の）理学療法士は，社会のなかでどのような役割を果たそうとしているのか" というような専門職としての理念を社会に発信したり，逆に，他の団体からの要望を受け取ったりするには，理学療法士の団体が必要になります．

医療や法律などの専門的資格をもつ専門職従事者らが，自己の専門性の維持・向上や，専門職としての待遇や利益を保持・改善するために組織する団体を職能団体とよびます．職能団体は，研究発表会，講演会，親睦会の開催や，機関紙，広報誌などの発行を通して，会員同士の交流などの役目も果たします．

日本の理学療法士は，社団法人日本理学療法士協会（以下，日本理学療法士協会）という職能団体を組織しています（図7）．**日本理学療法士協会は1966年に設立**されました．その後，1972年1月には（旧）厚生省により社団法人として認可され，1974年には世界理学療法連盟に加盟しました．また，1990年には，日本学術会議により，学術研究団体としても認められました．

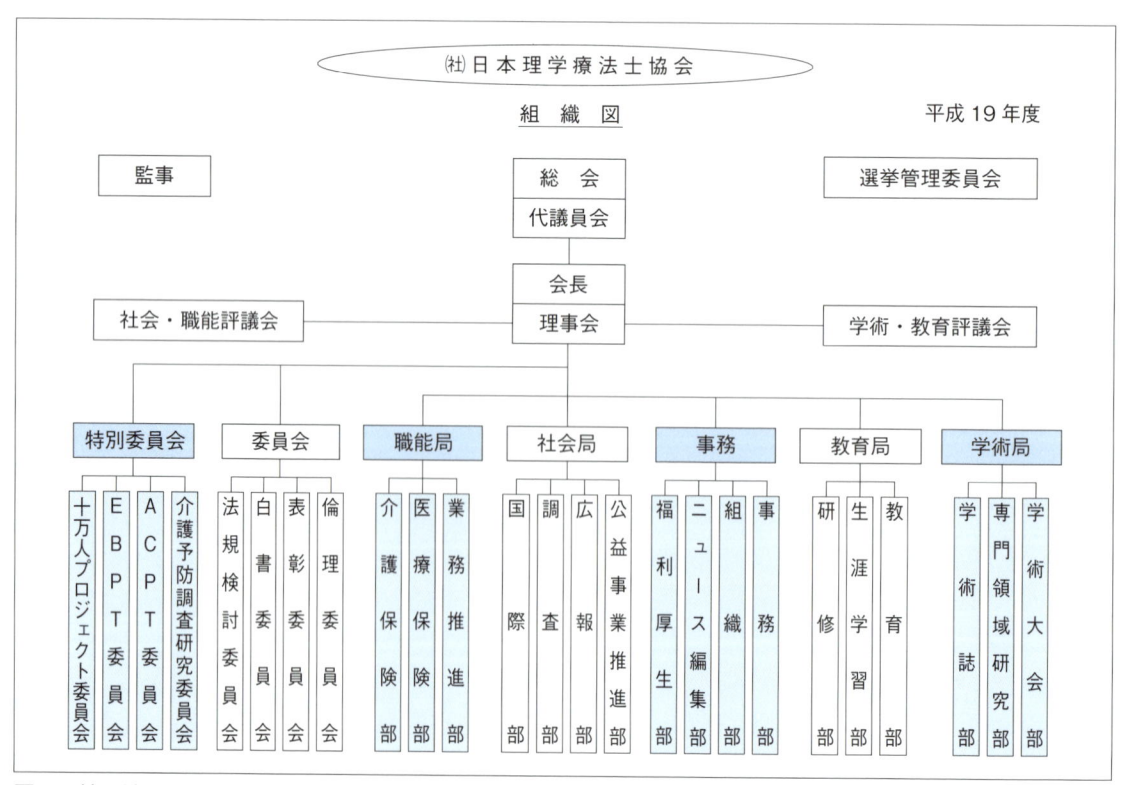

図7 社団法人日本理学療法士協会組織図

> **コラム⑧　日本理学療法士協会の目的と主な事業（本協会定款より引用）**
>
> （目　的）
> ● 第3条
> 　本会は，理学療法士の人格，倫理及び学術技能を研鑽し，わが国の理学療法の普及向上を図るとともに国民保健の発展に寄与することを目的とする．
> （事　業）
> ● 第4条
> 　本会は，前条の目的を達成するため，次の事業を行なう．
> ① 理学療法の向上と改良発達に資する事項
> ② 理学療法を通じて，社会福祉の増進に資する事項
> ③ 理学療法士学会，研修会，講習会，研究会等の開催に関する事項
> ④ 理学療法士の教育機関に協力し，教育の向上に資する事項
> ⑤ 世界理学療法連盟に加入し，各国との学術的友好的交流を図る事項
> ⑥ 理学療法に関する刊行物の発行及び調査研究事項
> ⑦ 理学療法士の社会的地位の向上と相互福祉に関する事項
> ⑧ その他本会の目的を達成するために必要な事項

　日本理学療法士協会に加入するためには，理学療法士免許を有していることが必要です．加入するかしないかは任意ですが，日本では，資格を持った理学療法士の約80％が加入しており，組織率の高い団体になっています．

　日本理学療法士協会の定款を見ると，冒頭に本協会の目的や主な事業が記されています．この部分を引用して，**コラム⑧**に示しました．

2　日本理学療法士協会はどのような事業をしているの？

　日本理学療法士協会は，大きく分けて，
● 学術に関する事業
● 教育に関する事業
● 社会・職能的事業

の3領域で活動を行っています．各領域の主な活動内容をみていきましょう．

a　学術に関する事業

　この領域の主な活動は，日本理学療法士学術大会をはじめとする学会を開催すること，専門領域研究会（**コラム⑨**）を統括すること，および学術誌『理学療法学』を発行することです．

　また，**学術面での国際交流として，世界理学療法連盟（World Confederation for Physical Therapy，以下WCPT）およびアジア理学療法連盟（Asian Confederation for Physical Therapy，以下ACPT）へ加入**し，さまざまな活動を展開しています．WCPT，ACPTについては，本項の最後であらためて紹介します．

b　教育に関する事業

　この領域の主な活動は，養成校における理学療法教育に関すること，および理学療法士の有資格者に対する教育に関することです．慣例として，前者を卒前教育，後者を卒後教育とよんでいます．

　理学療法の卒前教育では，法によって規定された分野・領域から一定以上の単位を修得することが義務付けられています．この法の元になる卒前教育の指針は，日本理学療法士協会のなかにある専門の部会で協議され，提言されます．

　卒後教育に関わる活動としては，日本理学療法士協会全国学術研修大会をはじめとする研修会の開催や，生涯学習システムの運営がなされています．生涯学習システムは，新人教育プログラムから始まり，最終的には，前項で示した専門領域部会での学術活動へとつながるシステムになっています．

> **コラム⑨　専門領域研究部会**
>
> 　近年，理学療法士の関わる保健・医療・福祉の分野は拡大してきています．そこで，個々の理学療法士が自分の専門分野をもつことにより，広い範囲にわたる理学療法全体のレベルアップを図れば，理学療法の社会への貢献度も向上すると考えられます．ただし，原則として，基本的な理学療法は疾患にかかわらず実施できることは必要です．
>
> 　このような理念を実現するために，日本理学療法協会は，「専門領域研究部会」を設けました．現在，専門領域研究部会は次の7つの領域に分かれて，専門的な学術活動を展開しています．
>
> ①基礎理学療法研究部会
> ②神経理学療法研究部会
> ③運動器理学療法研究部会
> ④内部障害理学療法研究部会
> ⑤生活環境支援理学療法研究部会
> ⑥物理療法研究部会
> ⑦教育・管理理学療法研究部会
>
> 　なお，"原則として，基本的な理学療法は疾患にかかわらず実施できること"は，主として次項で述べる"理学療法教育"によって実現しようとしていると考えられます．

C 社会・職能的事業

　この領域には，理学療法士の身分，待遇，職域に関すること，保健・医療・福祉領域における理学療法サービスの向上に関すること，他団体との交流や，一般市民への理学療法啓蒙活動，大規模災害時の支援活動など，理学療法業務に直結する多くの活動が含まれています．

　本章の最初の項（p.4）で一部を紹介した「理学療法業務指針」の制定も，職能的事業の1つです．「理学療法業務指針」では，

- 研鑽および資質の向上
- 基本的姿勢
- チーム医療での協調
- 法の遵守
- 守秘義務
- 対象者・家族への説明
- 記録の整備・保存
- 安全性の配慮・事故の防止
- 教育

といった理学療法全般にわたる指針が示されています．

3 国際学会とはどのような関わりをもっているの？

　WCPTは，1951年に英国と米国の理学療法士協会が中心となって設立した国際組織です．その使命は，理学療法を世界にアピールすること，国際的な他の組織と協調すること，理学療法の水準を高めること，加盟国内のコミュニケーションを高めることなどです．

　日本は1974年にWCPTへの加盟が認可されました．現在では，加盟国は100カ国を超え，会員数は30万人を超えています．WCPTが主催する世界理学療法連盟学会は，4年に1回の頻度で開催されています．日本では，第13回学会（1999年）が横浜で開催されました．

　日本の理学療法士は，日本理学療法士協会に入会すると，自動的にWCPTにも加盟したことになります．

　また，日本理学療法士協会はACPTのメンバーでもあります．ACPTは，台湾，タイ，韓国，インドネシア，マレーシア，フィリピン，日本の7カ国により，1980年に結成されました．現在は，原則として3年に1回の頻度で学会が開催されており，日本では1988年に第3回大会，2008年に第10回大会の2回の学会が行われました．なお，ACPTはWCPTとは別の組織で，東アジア独自の活動を行っています．

Ⅲ. 理学療法士に求められる職業倫理と職場管理

はじめに

　理学療法士には法によって定められた義務がありますが，それだけでは，"患者さんにとって良い"理学療法士になることはできません．理学療法士は，人を相手にする職業ですので，専門職として優れた技術を提供するだけではなく，人として患者さんの信頼に応えることが要求されます．

　専門職業人として，守り行うべき道を「職業倫理」といいますが，これを言葉にするのは，なかなか難しいことです．この節では，日本理学療法士協会が示している倫理規定に基づいて説明していきます．また，職業倫理の一部とも考えられますが，適性に職場を管理することや，人を対象とする研究に関する倫理についても学びます．

A 「倫理規定」と「理学療法士の職業倫理ガイドライン」

　ある職業に就いている人が，その職業の専門家としての責務を果たすために，自らの行為を管理する基準や規範を職業倫理といいます．**理学療法士は，当然，専門的な知識と技術をもつことが求められます．さらに，理学療法は，患者さんと直接的な人間関係を保ちながら専門的なサービスを行う職業ですので，人間関係に関する倫理観も求められます．**

　日本理学療法士協会は，「倫理規定」を制定し，その具体的な運用を指示する「理学療法士の職業倫理ガイドライン」を示しています．本項では，これらを引用しながら，理学療法士に求められる職業倫理と職場管理について考えてみたいと思います．

1 倫理規定

　まず，「倫理規定」ですが，こちらは基本精神と遵守事項の2項目から構成されています．基本精神としては，対象者に平等に接すること，自ら専門的な技術と知識を高める努力を続け，それを社会に還元すること，および後進の育成に尽くすことが述べられています．

　また，遵守事項としては，専門職としての責任，インフォームド・コンセント，チーム医療，守秘義務，営利的活動の禁止について記されています．長いものではありませんので，全文を引用してコラム⑩に示します．

> **コラム⑩　社団法人日本理学療法士協会倫理規程**
>
> 　日本理学療法士協会は，本会会員が理学療法士としての使命と職責を自覚し，常に自らを修め，律する基準として，ここに倫理規程を設ける．
>
> ●基本精神
> ①理学療法士は，国籍，人種，民族，宗教，文化，思想，信条，門地，社会的地位，年齢，性別などのいかんにかかわらず，平等に接しなければならない．
> ②理学療法士は，国民の保健・医療・福祉のために，自己の知識，技術，経験を社会のために可能な限り提供しなければならない．
> ③理学療法士は，専門職として常に研鑽を積み，理学療法の発展に努めなければならない．
> ④理学療法士は，業務にあたり，誠意と責任をもって接し，自己の最善を尽くさなければならない．
> ⑤理学療法士は，後進の育成に努力しなければならない．
>
> ●遵守事項
> ①理学療法士は，保健・医療・福祉領域においてその業の目的と責任のうえにたち治療と指導にあたる．
> ②理学療法士は，治療や指導の内容について十分に説明する必要がある．
> ③理学療法士は，他の関連職種と誠実に協力してその責任を果たし，チーム全員に対する信頼を維持する．
> ④理学療法士は，業務上知り得た情報についての秘密を守る．
> ⑤理学療法士は，企業の営利目的に関与しない．
> ⑥理学療法士は，その定められた正当な報酬以外の要求をしたり収受しない．
> （昭和53年5月17日制定）
> （平成9年5月16日一部改正）

2　理学療法士の職業倫理ガイドライン

　次に，「理学療法士の職業倫理ガイドライン」についてですが，こちらは，日本理学療法士協会が平成18年3月1日に制定したもので，17項目から構成されています．全文は長くなりますので日本理学療法士協会のホームページなどで確認してください．ここでは，項目を示し，必要に応じて簡単な説明を付します．

1．守秘義務
2．個人情報保護
3．応召義務
　（筆者注：患者さんが医師の指示を受けて診療（理学療法）を求めてきた時にはこれに応じなければならない，という意味です）
4．診療（指導）契約
　（筆者注：医療も患者さんと医療職の相互の間で結ばれる"契約"に基づいて行われる行為であり，医療者は患者さんに対して適切なサービスを提供する義務がある，などの内容が記されています）
5．インフォームド・コンセント（説明と同意）
6．処方箋受付義務
　（筆者注：医療の分野では医師の処方に従って理学療法を行う義務があること，保健・福祉の分野では医師を含むチームメンバーとの連携のもとに対象者への相談・指導にあたることなどが述べられています）
7．診療録への記載と保存の義務
8．診療情報の開示
　（筆者注：患者さんには自分が受けた医療の内容を知る権利があります．そこで，患者さんから診療情報の開示請求があれば，医療者は情報を開示しなければなりませんが，理学療法に関する診療情報の開示は，施設長または医師を通じて行うとされています）
9．守るべきモラルとマナー

> **コラム⑪　リスク・マネジメント**
>
> 　厚生労働省は，2001年を「患者安全推進年」と位置付け，医療事故防止を推し進めています．これを契機として，各医療機関でも，リスク・マネジメントの取り組みが広がってきています．
>
> 　現在のリスク・マネジメントは，"人間はどんなに注意しても誤りを犯す"ということを認めることから始まります．つまり，従来の医療事故に対する考え方が"当事者への責任志向"であったのに対し，新しい考え方では，なぜその事故が起こったのかを調査・分析し，その防止方法を検討するという"原因志向"へと転換されたといえます．
>
> 　病院以上に巨大で複雑なシステムを有する航空輸送や原子力発電等では，事故やミスを「独立した個人」の問題としてではなく，「人間と作業環境との相互関係」という枠組みでとらえ，システムのなかで働いている人間の特性，能力および限界（いわゆる"ヒューマン・ファクター"）をふまえた事故防止対策が講じられています．厚生労働省は，他産業のシステムは，必ずしも医療にそのまま引用できるものではないとしながらも，こうした手法を可能なかぎり積極的に取り入れる必要があるとしています．
>
> 　一般に，リスク・マネジメントは次の4つの工程から構成されます．
>
> ①リスクの把握
> 　インシデント（＊）・アクシデント（＊＊）・レポート等により院内の事故に発展する可能性のある問題点を把握する．
> ②リスクの評価・分析
> 　院内の問題点の重大性を評価し，対応すべき問題点を選別して背景要因を分析する．
> ③リスクの改善・対処
> 　医療システムの改善の視点から医療事故予防対策を検討・実施する．
> ④リスクの再評価
> 　予防策の遵守状況の確認とともに予防策が不十分な場合はフィードバックして再検討する．
>
> 　各医療現場では，これらの工程を実施する組織を設置し，具体的な手順を示したマニュアルを作成して，リスク・マネジメントを行っています．
>
> ＊インシデントとは，医療事故には至らなかったが，それにつながる危険のある行為を事前に回避できた状況を指します．
> ＊＊アクシデントとは，医療機関の過誤の有無に関係なく，医療行為によって対象者が傷害を被った状況を指します．

10．診療や相談指導の手技と方法
11．安全性の確保
12．セクシュアル・ハラスメントの防止
13．アカデミック・ハラスメントの防止
14．日々の研鑽
15．研究モラル
16．良好なチームワーク
17．後進の育成

　「理学療法士の職業倫理ガイドライン」には，法に準拠した義務を広義に捉え，どのように行動すべきかを示した部分と，人間としてあるいは理学療法士という専門職として，どのように行動すべきかを示した部分があります．前者は，主に上記1〜8の項目にあたりますが，決められたことをきちんと遂行するということですので，"職場管理"的な内容であるとも言えます．

　なお，職場管理に関しては，「11．安全性の確保」も重要な項目です．安全性の管理について，ガイドラインではごく簡単な指導しかなされていませんが，現代の医療現場では"リスク・マネジメント"は極めて重要な事項ですので，**コラム⑪**にまとめておきます．

　さて，「理学療法士の職業倫理ガイドライン」に示されている，人間として理学療法士としての規範を少し詳しく見てみましょう．

> ### コラム⑫　ヘルシンキ宣言
>
> 　ヘルシンキ宣言（Declaration of Helsinki）は1947年6月に，フィンランドの首都ヘルシンキで開かれた世界医師会第18回総会で採択された倫理規範です．ヘルシンキ宣言は，ナチスの人体実験の反省から生れたニュルンベルク綱領（1964年制定）に基づいており，正式名称は，「ヒトを対象とする医学研究の倫理的原則」です．ヘルシンキ宣言のなかで重要な基本原則は次のようなものです．
> ①患者，被験者の福利を尊重すること
> ②本人の自発的・自由意思による参加が必須であること
> ③インフォームド・コンセントが必須であること
> ④医療施設などが設置する倫理審査委員会が研究倫理を遵守するように指導すること
> ⑤常識的な医学研究であること
>
> 　なお，ヘルシンキ宣言の全文を日本医師会が翻訳し，ホームページに掲載しています．一度，全文を読んでみることをお勧めします．必要があれば，全文でも一部でも自由に引用，転載可能な取り扱いになっています．

　まず，「9．守るべきモラルとマナー」には，次のような内容が記載されています．
①公序良俗に従い，社会人としてのマナーを守り，医療者としてのモラルを遵守することで，自己の品性を高めるように努める．
②理学療法士としての信頼を毀損するような行いは慎む．
③謝礼などで誤解を生む恐れのある金品の授受については，注意を払う．
④自己の自律性を保つため，自己を常に点検する姿勢をもつ．
⑤他の理学療法士などへの，あからさまな批判や中傷は避ける．
⑥自己の利益のためのみを目的としての商品販売などに荷担してはならない．
⑦医療関連業者との個人的利害関係をもたない．
⑧行政処分の対象となるような行為は，あってはならない．

　上記の①や②では，"社会人としてのマナー"，"医療者としてのモラル"，"理学療法士としての信頼"というような抽象的な表現が使われていますが，その内容はコラムに示した，倫理規定の「基本精神」や「遵守事項」に該当すると考えられます．

　また，「15．研究モラル」には，次のような内容が記載されています．
①研究にあたっては，「ヘルシンキ宣言」や厚生労働省告示「臨床研究に関する倫理指針」を守る．
②対象者がいるときは，対象者の了解を得て，その旨を論文に記載する．
③対象者の人権や権利を守り，対象者が不利益を受けることの無いように配慮する．
④発表においては，モラルを守り，対象者のプライバシー保護や匿名性や機密性の保護に配慮する．

　上記の①に「ヘルシンキ宣言」という記載があります．ヘルシンキ宣言は，近年の医療分野におけるすべての研究が遵守するべき規範であると考えられます．コラム⑫で簡単に解説しますので，参照してください．

（大橋ゆかり）

2章

臨床,研究,教育における理学療法

I. 臨床理学療法

II. 理学療法研究

III. 理学療法教育

Ⅰ．臨床理学療法

> **はじめに**
>
> 　2章では，1章のAで取り上げた"理学療法を構成する3つの柱"のそれぞれについて，少し詳しく勉強していきます．
>
> 　まず，最初は「臨床理学療法」です．患者さんや障害のある方への理学療法介入はどのような流れで行われていくのでしょうか？また，理学療法士が用いる技能はどのような種類に分類できるのでしょうか？
>
> 　またこの節では，症例をイメージできるように，その患者さんの障害像などを文章で紹介した"ペーパー・ペイシェント"を用います．皆さんに考えを深めていただくために，この節の第2項では，ペーパー・ペイシェントに関する演習課題を用意しましたので，挑戦してみてください．

A　臨床理学療法の過程

　理学療法士の仕事の中核をなすのは，障害のある人に対して，理学療法士が直接介入する"**臨床理学療法**"です．

　ここでは，入院患者（仮に"Aさん"とします）を例にとって，臨床理学療法の流れを説明します．まず，Aさんの主治医が，Aさんには理学療法が必要だと判断した場合，主治医は理学療法の開始を指示します．病院の理学療法部門では，主治医からの指示を受けて，Aさんの担当理学療法士を決め，理学療法を実施します．

　理学療法の実施期間は，数週間〜数カ月と幅がありますが，いずれは，理学療法の効果がプラトー（コラム①）になる時がきます．その時点で臨床理学療法は終了となります．

　この一連の過程を，もう少し詳しく見ていきましょう．

> **コラム①　プラトー**
>
> 「プラトー」の原語は英語の"plateau"で，高原や台地を表す言葉です．これが転じて，理学療法を継続しても，今以上の効果が得られない状態に至ったという場合にも用います． 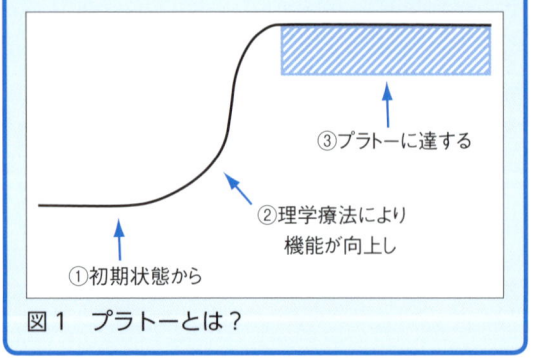
>
> ①初期状態から
> ②理学療法により機能が向上し
> ③プラトーに達する
>
> 図1　プラトーとは？

1 評価から治療介入への流れはどうなっているの？（コラム②）

　主治医からの指示は，図3のような文書で出されます．この「依頼箋」には，診断名・障害名など基本情報とともに，各科への依頼内容が書かれています．理学療法では「基本動作や移動動作の練習」を行うことになっていますが，移動動作といっても"歩行？"，"それとも車椅子移動？"など具体的なことはわかりません．また，脳梗塞による右半身不全麻痺といっても，"麻痺の程度は？""感覚にも麻痺があるの？"など，今後の理学療法を進めるうえで必要な情報が不足しています．

　そこで**理学療法士は，情報を収集したり，身体機能に関する検査・測定を行ったりして，Aさんの障害を把握していきます．この過程を「初期評価」とよびます．**

　初期評価が終わったら，Aさんの障害を理学療法士としてどのように捉えたのか，**何を目標にどのような理学療法を行っていくかということを主治医に報告**します．その際，理学療法部門以外のリハビリテーション関連部門でも，同時並行で初期評価が行われたでしょうから，Aさんに関わっていくリハビリテーション・チームの構成員が一同に会して，カンファレンスを開催することがあります．このカンファレンスでは，**図4**のようなサマリの書式を用いて，各メンバーがAさんにどのようにアプローチしていくのかを話し合い，Aさんのリハビリテーションの方向性に共通の理解をもつようにします．

コラム② 臨床理学療法の4つの流れ

　臨床理学療法は，「評価」，「問題点抽出」，「目標設定」，「治療計画立案」の4つの過程から成り立っています．また，治療効果を判定するために，一定期間後に「中間評価」を行い，「問題点の再編成」，「目標修正」，「治療計画修正」の過程を繰り返します．

　理学療法終了時には，「最終評価」を行い，患者の今後の生活への指針を得るとともに，自分が行ってきた理学療法の効果と限界を整理することが重要です（**図2**）．

[図2 臨床理学療法の流れ]
- 初期評価 …… 理学療法開始時の障害像の把握
- 問題点抽出
- 目標設定
- 治療計画立案
- 中間評価 …… 理学療法効果の判定と方向修正（中間評価は必要に応じて複数回行う）
- 問題点の再編成
- 目標修正
- 治療計画修正
- 最終評価 …… 理学療法効果の判定と今後の方針決定

図2　臨床理学療法の流れ

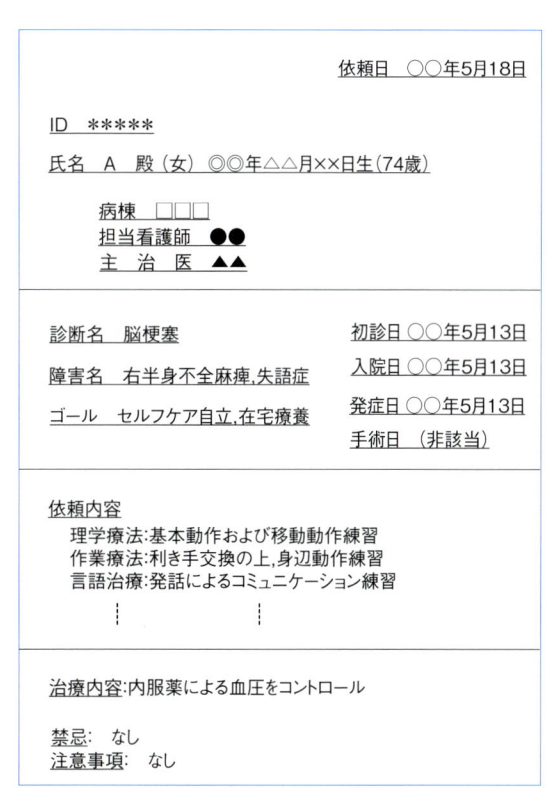

[図3　リハビリテーション依頼箋の例]

依頼日　〇〇年5月18日

ID　*****
氏名　A　殿（女）〇〇年△△月××日生（74歳）

病棟　□□□
担当看護師　●●
主治医　▲▲

診断名　脳梗塞
障害名　右半身不全麻痺，失語症
ゴール　セルフケア自立，在宅療養

初診日　〇〇年5月13日
入院日　〇〇年5月13日
発症日　〇〇年5月13日
手術日　（非該当）

依頼内容
　理学療法：基本動作および移動動作練習
　作業療法：利き手交換の上，身辺動作練習
　言語治療：発話によるコミュニケーション練習

治療内容：内服薬による血圧をコントロール

禁忌：　なし
注意事項：　なし

図3　リハビリテーション依頼箋の例

```
ID                              入院日
患者氏名    性別・年齢・生年月日
住所                              病棟
電話番号
```

【問題点】

【評価・所見】

【理学療法目標】

【理学療法治療計画】

【理学療法経過】

図4　初期評価サマリ（書式の例）

コラム③　患者中心医療

　第1章でも述べましたが，近年，日本でも"患者中心医療"という概念が強調されるようになってきました．少し前までは，特に日本では，患者は医師が選択した治療法に従うのが当然という考え方が普通でした．しかし，医療は本来，患者さんが選ぶものです．医療の専門家はさまざまな治療法のメリット・デメリットを患者さんに説明し，そのうえで患者さん自身が自分に合っているものを選びます．そのためには，根拠のある治療法の提示（Evidence Based Medicine（EBM），Evidence Based Physical Therapy（EBPT）や，医療専門職による充分な説明と患者の同意（インフォームドコンセント）の過程が不可欠になります．本書1章の7頁にもう少し詳しい解説がありますので参照してください．

　一方，**Aさんご自身に対しても，今後のリハビリテーションの方針を説明し，同意を得ることが必要です**（コラム③）．もちろん，理学療法士も直接説明しますが，リハビリテーション・チームとしての統一された見解として，**図5**のような説明書を作成し，Aさんにお渡しするのがよいでしょう．

　理学療法の開始からここまでの過程を図示する

```
氏名（ID）
生年月日
```

① これまでのリハビリテーション実施状況（期間及び内容）

② 現在の状態（前月と比較した今月の状態）

③ 将来的な到達目標と今後のリハビリテーション計画

目標到達予想時期　　年　　月

主治医：

担当PT：　　担当OT：------

図5　リハビリテーション実施計画書書式の例

```
           リハビリテーション依頼箋
              ↓    ↓    ↓    ↓
             PT   OT   ST   MSW
              ↘   ↓    ↓   ↙
              各職種による初期評価サマリ
                 ＜ケースカンファレンス＞
                        ↓
              リハビリテーション実施計画書
                        ↓
                     患者A氏
```

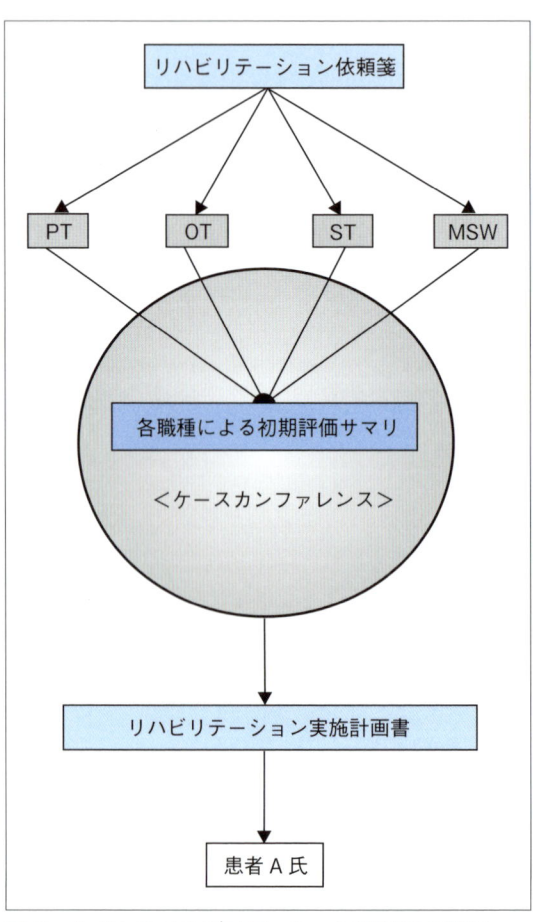

図6　Aさんのリハビリテーション開始時の流れ

と，図6のようになります．

2 問題点の抽出と目標設定はどのように行うの？

コラム②で述べたように，初期評価に続き，問題点抽出→目標設定→治療計画立案（→中間評価…）の過程に従い理学療法が進められます．ここでは，チーム医療の観点から，問題点の捉え方と目標設定の方法に少し踏み込んでみたいと思います．

まず問題点ですが，患者さんが抱えている問題は，多くの場合，非常に広範囲にわたります．そのなかには，理学療法では直接対処できないものも多数あります．一方，**ICF（International Classification of Function）の観点からは，患者さんの機能の優れている点も評価しようということになります**（コラム④）．したがって，問題点の整理は難しいものなのですが，とりあえず，図7のフローチャートに従って，1つひとつの機能（#1…，#2…）について，吟味してみるとよいでしょう．

次に，目標設定の方法ですが，これは問題点の捉え方と関連してきます．問題点として，理学療法では対処できないが，他の専門職が対処することにより，リハビリテーション・チームとしては解決できるというものがありました．すると，理学療法としての目標以外に，リハビリテーション・チームとしての目標も考慮に入れたほうが，患者さんの今後の生活像を予測しやすくなり，そのなかで理学療法士が果たすべき役割も明確になります．

したがって目標（ゴール）設定には，次の①〜③が必要です．

〔目標設定〕
①リハビリテーション・ゴール（リハビリテーション終了時）

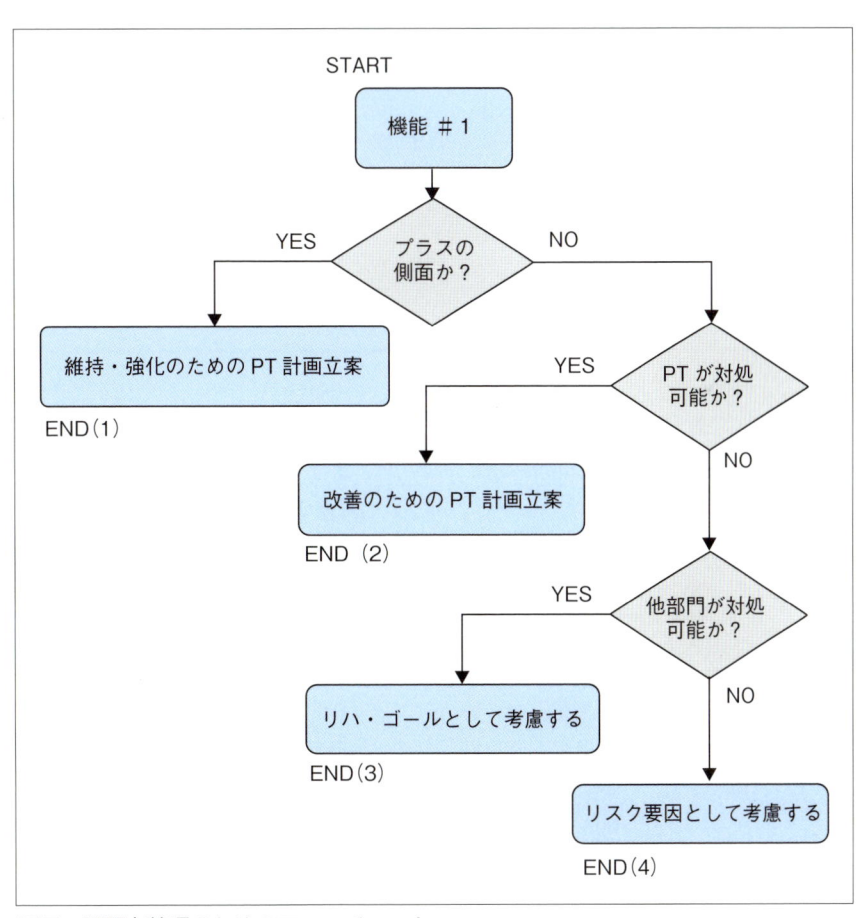

図7　問題点整理のためのフローチャート

コラム④　ICF（国際生活機能分類）

　理学療法は"障害"もしくは"機能"に対して行われます．日本では，WHOが1980年に提起したICIDH（International Classification of Impairments, Disabilities and Handicaps；国際障害分類）に沿って患者さんの問題点を整理するのが一般的でした．しかし，2001年にICF（International Classification of Functioning, Disability and Health；国際生活機能分類）がWHOの総会で採択されたのを受け，現在では，ICFの概念に沿って，患者さんの機能の全体像を捉え，アプローチしていこうという考え方に変化してきています．では，ICIDHとICFはどこが違うのでしょうか？

　まず，図8と図9を見てください．

　図8では，それぞれの要素が一方向の矢印で連結されています．この図は，"障害"は疾患や変調があるから出現し，病気だから手足が動かない（機能・形態障害）→手足が動かないから身辺動作ができない（能力障害）→身辺動作ができないから復職できない（社会的不利）という因果関係があるような印象を与えます．実際には，廃用性症候群のように，動かないことが機能低下を引き起こすというように，矢印が逆方向に作用することもありますし，ICIDHでもそのような想定はされていたようです．

　一方ICFでは，図9に示すように，すべての要因は相互に影響を与え合うものだという理念が強く押し出されています．また，ICFでは"障害"ではなく"機能"が分類対象にされている点で，ICIDHとは大きく異なります．理学療法対象者の"機能"のなかにはマイナス面として障害や制約も含まれますが，利用できる残存機能のようなプラス面もたくさんあります．ICFの理念に従えば，これからの理学療法には，障害を取り除くためにアプローチすることだけではなく，使える機能に積極的に目を向けていくことが求められています．

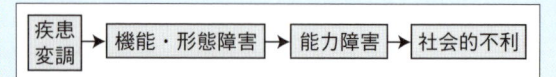

図8　ICIDHの構造

疾患・変調 → 機能・形態障害 → 能力障害 → 社会的不利

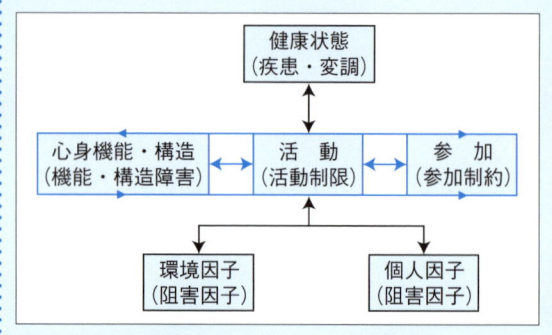

図9　ICFの構造　（　）内はマイナス面

健康状態（疾患・変調）
心身機能・構造（機能・構造障害）　活動（活動制限）　参加（参加制約）
環境因子（阻害因子）　個人因子（阻害因子）

②理学療法長期ゴール（理学療法終了時）
③理学療法短期ゴール（1カ月程度の期間で設定し，随時更新）

それぞれの具体例としては，次のようなものがあります．

〔具体例〕
①（リハビリテーション・ゴール）地域の趣味の会に参加できる．
②（理学療法長期ゴール）屋外で実用歩行ができる．
③（理学療法短期ゴール）病棟内を車椅子自走で移動できる．

　これまで入院患者を例にとって説明してきましたが，理学療法の過程は，外来患者でも在宅患者でも，基本的には同じです．

B 臨床理学療法の体系

臨床理学療法の体系を考える際に，"介入に用いる方法"で区分するか，"介入の目的"で区分するかという2つの切り口があります．

ⓐ 介入に用いる方法

まず，介入に用いる方法で区分してみましょう．これには，理学療法士及び作業療法士法の知識が役に立ちます．第1章でも述べましたが，理学療法士及び作業療法士法によれば，「理学療法」は法的には次のように定義されています．

> 身体に障害があるものに対して，主としてその基本動作能力の拡大を図るため，治療体操その他の運動を行わせ，及び電気刺激，マッサージ，温熱その他の物理的手段を加えることをいう．

この文章は，最初に"身体に障害のあるもの"を対象にすること，次に"主として基本動作能力の拡大"を目的にすることを述べています．そして，後半の下線部分で，理学療法の両輪とも言える2つの方法を示しています．

二重線を付した"治療体操その他の運動"は「運動療法」を示し，波線を付した"電気刺激，マッサージ，温熱その他の物理的手段"は「物理療法」を示しています．

また，理学療法では"補装具"を用いることがあります．理学療法士が行うのは，"補装具を使用した運動療法"ですが，「補装具学」は大きな分野ですので，「補装具療法」という区分を加えてもよいでしょう．

ⓑ 介入の目的

次に，介入の目的で区分してみましょう．

理学療法の目的は，理学療法の発展の歴史にともない，「運動機能の回復」から「日常生活活動（ADL）の向上」へ，さらには「生活の質（QOL）の向上」へと拡大されてきました．

「運動機能の回復」という言葉には，身体に生じた障害を直接取り除くという意味合いがあります．したがって，主な介入方法は運動療法と物理療法になります．

ところが，運動療法や物理療法によって回復させることのできない障害もしばしばあります．切断などはその典型的なものです．しかし，切断によって下肢を失った人でも，義足を装着し，義足を使いこなす練習をすれば，ほとんどのADLを再獲得することができるのです．つまり「ADLの向上」を考える際には，身体機能だけではなく，補装具の利用も考えたほうがよいということになります．さらに，「QOLの向上」を視野に入れると，理学療法の対象者が生活している場での活動を豊かにすることが必要になってきます．そこで，医療の場を離れた「地域」での理学療法という区分が生じます．

以上のように，切り口が異なり，重複する部分があるものの，「運動療法」，「物理療法」，「補装具療法」，「日常生活活動」「地域理学療法」という5つの区分を設ければ，現在の臨床理学療法の体系を大まかにカバーすることができます．

これから，それぞれの内容をもう少し詳しく見ていきますが，具体的なイメージを喚起するために，再び症例を用いたいと思います．症例は前項で紹介した脳卒中患者Aさんとします．ただし，これからはもう少し詳細な状況が関係してきますので，次の情報を参考にしてください．

> **患者Aさんに関する情報**
>
> ＜氏名，性別，年齢＞Aさん，女性，74歳
> ＜診断名，障害名＞脳梗塞，右半身不全麻痺，失語症
> ＜現病歴＞
> 　○○年5月13日，朝食後に右上下肢にしびれを感じたので，自宅で安静にしていた．午後になって呂律が回らなくなり，手足にも麻痺が生じたため，救急車で当院を受診し，緊急入院となった．
> ＜既往歴＞
> 　56歳頃から変形性股関節症による左股関節痛があり，63歳の時に左股関節全置換術を受けた．
> ＜現在（発症から2ヵ月後）の状態＞
> ・全身状態は安定しており，運動量に関する制限は特にない．
> ・失語症は一時的で，現在は不自由なく会話することができる．
> ・右手はほとんど動かすことができない．
> ・立位をとる練習を始めたが，手すりを使用しても自力で立っていることはできない．また，右足は爪先立ちになってしまい，踵を接地することができない．
> ・院内の移動は車椅子を左上下肢で駆動することにより自立しているが，ベッドや便器と車椅子間の移乗動作には介助が必要である．
> ・その他：右足関節と右手関節・手指に関節可動域制限がある．左下肢の筋力は正常に比べ弱化している．立位の練習を始めた頃から，左股関節と左膝関節に痛みを感じるようになった．

1　運動療法とはどのような方法なの？

a　運動療法の歴史

　"運動"が健康維持増進のみならず，病気からの回復促進に有効であることは，太古の昔から人々に認識されていたようです．「医学の父」と

> **コラム⑤　ヒポクラテス**
>
> 　ヒポクラテス（英語表記：Hippocrates，紀元前460年～紀元前377年）はエーゲ海のコス島に世襲制の医者の子として生まれました．彼は各地で医学を学んだ後，コス島の医学校の指導者となり，多くの著書を残しました．彼の功績で最も重要なことは，原始的な医学から迷信や呪術を切り離し，科学的な医学を発展させたことです．この業績から「医学の父」，「医聖」，「疫学の祖」と呼ばれています．また医師の倫理性と客観性を重んじた「ヒポクラテスの誓い」は，現在まで受け継がれています．
> 　"人生は短く，技芸は長い"はヒポクラテスの言葉とされています．「技芸」とはギリシャ語の「τεχνη（技術，実学）」の訳語で，医学を意味していると考えられますが，これに対応する英語は「art」です（ここではartは芸術という意味ではありません）．
> 　理学療法はscienceとartの両方の特性をもっているといわれますが，このartもヒポクラテスの言葉に由来すると考えられます．

よばれる古代ギリシャの医師Hippocrates（コラム⑤）は，著書の中で運動の健康増進効果について述べ，運動を医学的治療にも応用できることを著しました．また彼は，必要な運動が行われないと身体各部の機能が損なわれると述べています．これは，廃用性症候群（コラム⑥）に対する警鐘と考えられ，現代の理学療法の基本的考え方にも通じるものです．

　運動療法に関する近代以降の主な業績を拾い上げてみると，次のようなものがあります．

> ①19世紀初頭に，スウェーデンのLingが治療用の体操としてスウェーデン式体操を考案し，これが米国やヨーロッパ各国に伝わった．

②20世紀初頭に，ドイツの Klapp が側弯体操を開発した．
③第1次世界大戦後
- ボストンの整形外科医 Lovett と Wright が重力を利用した徒手筋力検査を考案し，1946年に Daniels らの徒手筋力検査法（第1版）として完成した．
- Henry Pope がシカゴの技師 Carl Hubbard に命じてハバードタンクを作製した．
- Hanson がポリオに対する水治療法を開始した．
- 水治療法の代替法として Olive Guthrie Smith と Sir Athur Porritt が懸垂装置を考案した．
- Leo Buerger が末梢循環障害に対する治療体操を考案した．

④第2次世界大戦後
- Thomas DeLorme が漸増抵抗運動（コラム⑦）を開発した．その後，さまざまな変法が考案されるとともに，筋力増強の理論，筋持久力増強の理論が発展した．
- 脳卒中片麻痺や脳性麻痺に対する神経生理学的アプローチが開発された．Brunnstrom 法もその1つで，日本では脳卒中片麻痺の回復段階の評価に用いられることが多い．

運動療法の近代以降の歴史をまとめると，初期には特定の疾患を対象とした治療体操の開発が散見されます．第1次世界大戦により運動療法は大きく発展しましたが，理論的背景をともなう運動療法が行われるようになったのは第2次大戦後のことで，運動療法の歴史はまだ浅いといえます．

ⓑ 運動療法の対象と方法

運動療法とは，治療の手段として運動を用いることです． では，運動療法によって治療することができる対象は何でしょうか．ここでも，どのように区分するかという問題がありますが，とりあえず，「関節」，「筋」，「神経筋」，「全身」，「体力」

コラム⑥ 廃用性症候群

廃用性症候群とは，使用しないことにより身体のさまざまな機能が低下してしまった状態を指します．具体的には，筋萎縮，関節拘縮，褥瘡，骨萎縮，起立性低血圧，膀胱直腸障害，知的機能の低下などの症状があります．長期臥床を強いられた時，ギブス固定により長期にわたり四肢の運動を行わなかった時などに起こります．

コラム⑦ 漸増抵抗運動

DeLorme は 10RM（10 repetition maximum）という概念を導入した筋力増強法を考案しました．10RM とは，"その抵抗に抗して，全関節可動域にわたり10回連続して運動することのできる最大抵抗（重錘の重さ）" のことです．

Delorme の漸増抵抗運動は次の3セットで構成されます．
- 第1セット：10RM の 1/2 の抵抗を使用して10回反復
- 第2セット：10RM の 3/4 の抵抗を使用して10回反復
- 第3セット：10RM を使用して10回反復

に分けて考えてみましょう．また，何を対象にするかによって用いる方法も異なりますが，実際の手技については，理学療法基礎技術学や疾患領域別理学療法学で学んでください．

1）関節

まず**「関節」に関連する障害では，関節可動域障害があります．** 関節可動域障害とは，何らかの原因によって，どこかの関節の動く範囲が小さくなってしまうことです．"何らかの原因" には多くの種類があります．

関節可動域障害の主な原因を列挙してみると，

次のようなものがあります．

> **関節可動域障害の主な原因**
> ①関節周囲組織の短縮
> ②拮抗筋の短縮
> ③働筋の筋力低下
> ④働筋の中枢性麻痺
> ⑤拮抗筋の筋緊張亢進
> ⑥痛み

関節可動域を改善するためには，その原因を取り除くことが必要ですので，運動療法では上記①～⑥を対象にして，それらを改善するための介入を行います．

①や②のように，**組織が短縮している場合には，それらを伸長する手技が用いられます**．また，⑤の場合にも，**緊張が亢進している筋を伸長することによって，緊張を低下させることができる場合があります**．

原因が③であれば，次に述べる筋力強化の対象に，④であれば，その次に述べる協調的な運動の学習の対象になります．

⑥の痛みは，さらにその原因が何かによって介入法が異なりますが，まずは次項で取り上げる**物理療法を行って，痛みを軽減**したうえで，伸長運動や他動運動を加えるのが一般的です．

2）筋

「筋」に関連する障害としては，**筋力が低下している場合と筋持久力が低下している場合があり**，どちらも運動療法の対象になります．**筋力を増強するためにはコラム⑦で取り上げたような，大きな負荷をかけて行う筋力増強法**が適用されます．一方，**筋持久力を向上させるためには，小さな負荷を用いて，できるだけ反復回数を増やすような方法**が適用されます．

3）神経筋

次に「神経筋」ですが，これは少し複雑な概念になります．人間の体は，筋自体に異常がなくても，筋を活動させる神経が侵されれば，運動障害に陥ります．筋を司る代表的な神経は，脳と脊髄を繋いでいる1次ニューロンと，脊髄と筋を繋いでいる2次ニューロンとで構成されています．

このうち**2次ニューロンが傷害されると，筋は末梢性運動麻痺に陥り，筋力が低下したり，随意的な収縮を全く行えない状態**になったりします．筋力低下には前述の筋力増強法が適用されますが，随意的な筋収縮が全く行えない完全麻痺には，次節で述べる物理療法が適用されます．

1次ニューロンが傷害されると，筋は中枢性運動麻痺という状態に陥ります．中枢性麻痺では，全く随意的な筋収縮が行えないわけではありませんが，自分の意図した筋活動とは別の筋活動が生じてしまい，協調的な運動ができなくなります．この場合，協調的な運動を学習させることも運動療法の1つです．

4）全身

これまでは体の局所で行う運動を扱ってきましたが，**「全身」を使って行う複合的な運動**もあります．背臥位で寝ている姿勢から，立ち上がって立位になる一連の動作は，全身をダイナミックに動かして行われます（**図10**）．関節可動域障害があったり，筋力低下があったりすれば，一連の動作はどこかで止まってしまう可能性もあります．また，そのような局所的な問題ではなく，それぞれの姿勢を保つためのバランス機能に問題があっても，動作を遂行することが困難になります．

このような問題に対しては，**座位や立位でバランスを保つ練習を行ったり，起き上がり（臥位→座位），立ち上がり（座位→立位）の動作を反復したりすることにより，それぞれの動作に必要なバランス機能を高める介入が行われます**．

5）体力

最後に**「体力」を対象にした運動療法**ですが，これは専門用語でいえば運動耐容能向上のために行われる運動です．トレッドミルや自転車エルゴメータを使用して，**適度な運動負荷を与え，呼吸循環系の機能を向上させる**ために行われます．

C 症例Aさんの運動療法を考えてみよう

Aさんの運動障害を改善するために，運動療法ではどのようなプログラムが必要か考えてみましょう．

運動療法の大まかな方法はこれまでにも述べてきましたが，それだけでは不十分かもしれません．

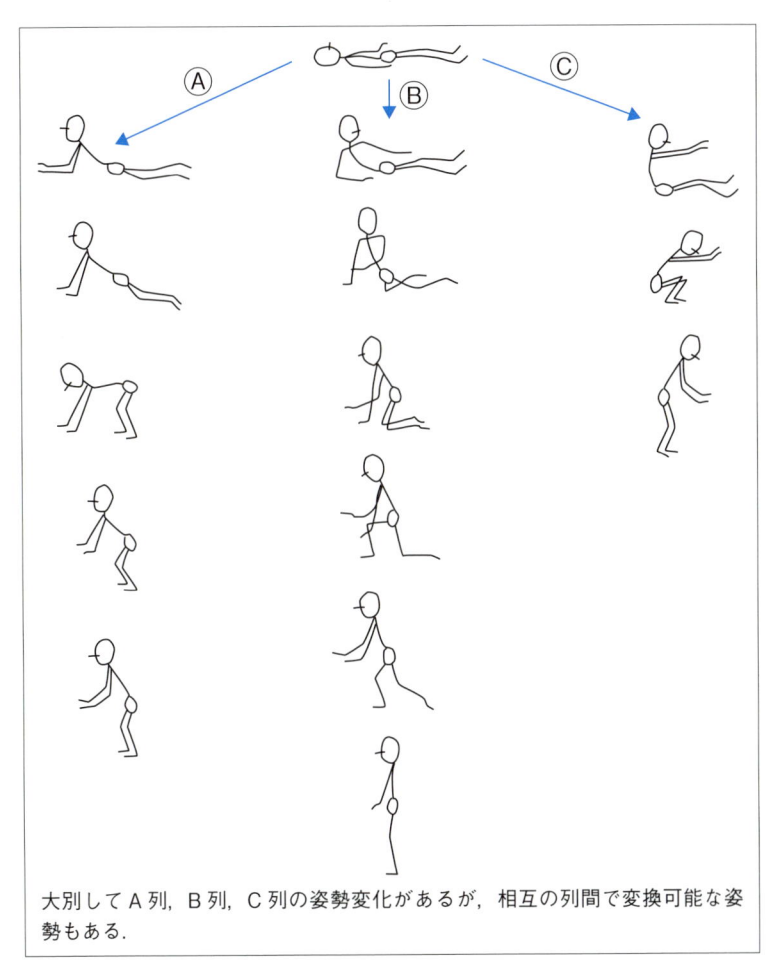

大別してA列，B列，C列の姿勢変化があるが，相互の列間で変換可能な姿勢もある．

図10　背臥位から立位に至る姿勢の変化

いくつかヒントを出しますので，皆さんのもっている知識を総動員して，挑戦してみてください．

ただし，中枢性運動麻痺そのものへの介入は，今の段階では難易度が高いと思われますので，除外しておきましょう．

ヒント①：Aさんは，関節可動域に障害がありますか？

ヒント②：Aさんは，筋力に問題がありますか？脳卒中片麻痺の患者さんで，中枢性麻痺のない方の上下肢（非麻痺側上下肢）の機能は理学療法のゴールを決めるうえで非常に大きな影響をもっています．

ヒント③：Aさんは，なぜ自力で立っていられないのでしょうか？関節と筋（および神経筋）の問題以外でどのような原因が考えられますか？

2 物理療法とはどのような方法なの？

a 物理療法の起源

運動療法の起源と同様に，物理療法もその起源は太古の昔まで遡れるようです．傷を癒すために小川で水浴を行ったり，体を温めて活力を得るために日光浴を行ったりする行為は，自然発生的に起こったものだと考えられます．

現在の物理療法の前身である「物理医学（physical medicine）」が定義付けられたのは20世紀中旬のことでした．**物理医学とは，"熱，水，電気，機械的な力，マッサージ，運動などの物理**

的手段を用いた疾病の診断と治療の専門分野"であるとされました．物理医学は運動機能障害に対する療法として発展してきたという経緯から，後に**リハビリテーションと結びついて「physical medicine and rehabilitation」という分野が出来上がりました．**

　また，物理医学の定義は，実際には，現在の理学療法の定義にかなり似ています．したがって，前項で取り上げた運動療法の前身である「（各種の）治療体操」と「物理医学」が統合されて，現在の理学療法が生まれたと考えてよいでしょう．

ⓑ 物理療法の分類

　物理医学の定義にもあるように，物理療法には多くの種類がありますが，**生体への作用の相違という観点から，次の6種類に分類**することができます．

物理療法

① 温熱療法：ホットパック，パラフィン，極超短波，超音波など（図11）
② 水治療法：ハバードタンク，過流浴，プールなど（図12）
③ 寒冷療法：コールドパック，アイシング，コールドスプレーなど

---

④ 光線療法：赤外線，レーザーなど（図13）
⑤ 電気刺激療法：低周波，干渉波，経皮的電気刺激（transcutaneous electrical nerve stimulation; TENS）など（図14）
⑥ 機械的刺激療法：牽引，CPM（continuous passive motion）など（図15）

ⓒ 各種の物理療法の作用と適応

1）温熱療法

　温熱療法の作用は**図16**のように考えられます．また，このような作用から考えて，**変形性関節症，腰痛症，靱帯損傷，筋スパズム，関節拘縮などが適応症**となります．

2）水治療法

　水治療法は使用する水の温度によって作用が異なります．一般には，部分的な温浴では温熱療法に準じた作用が生じ，冷浴では寒冷療法に準じた作用が生じます．その他に，水の物理特性による作用がありますが，これは**図17**のように考えられます．また，これらの作用から考えて，陸上での運動が困難な患者さんの立位・歩行練習や筋力強化に適応があると考えられます．しかし，水中では肺活量が減少することを考慮すると，呼吸機能障害をもつ患者さんへの適用は慎重に検討しな

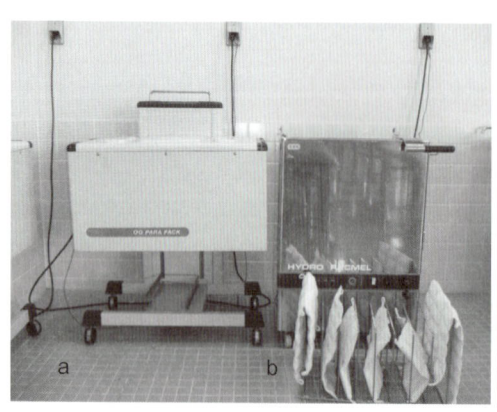

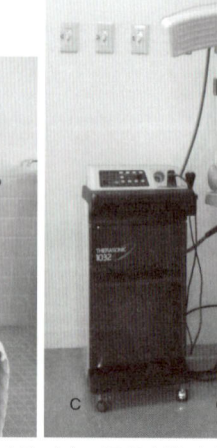

左から，パラフィン（a），ホットパック（b），超音波（c），極超音波（d）
図11　温熱療法機器

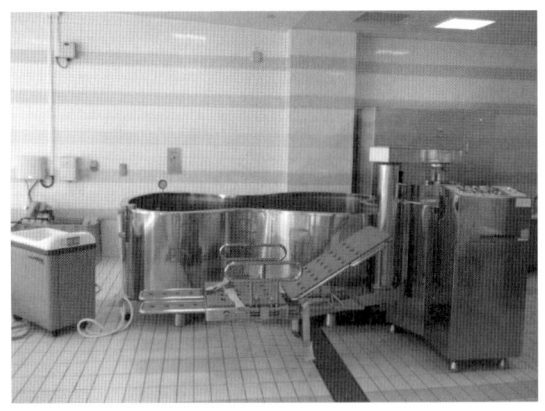

左：過流浴，右：ハバードタンク
図12　水治療法機器

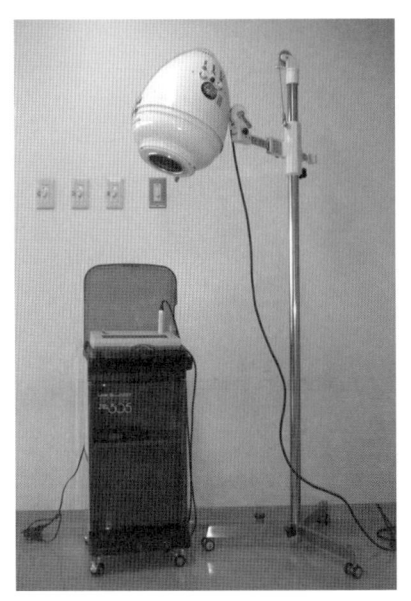

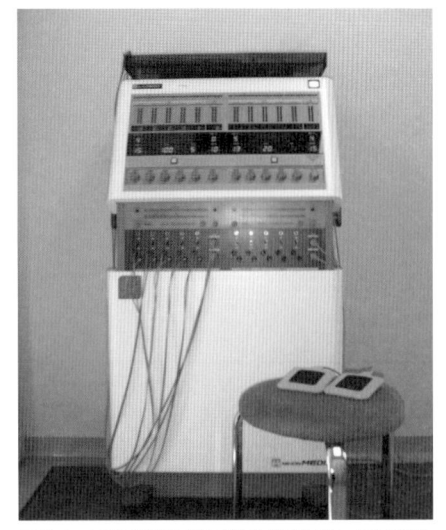

図14　電気刺激療法機器（低周波・干渉波）

左：レーザー，右：赤外線・紫外線
図13　光線療法機器

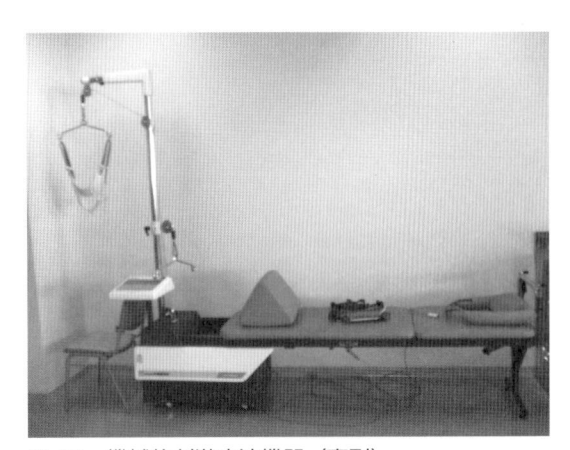

図15　機械的刺激療法機器（牽引）

ければなりません．

3）寒冷療法

寒冷療法は，概して温熱療法による作用と逆方法の作用を引き起こします．ただし，神経系への作用では，感覚受容器の閾値を上昇させ，筋紡錘の活動を低下させます．このため，疼痛や筋緊張は温熱によっても，寒冷によっても抑制されます．また，寒冷療法には，炎症を軽減させる効果があります．

4）光線療法

光線療法は，作用から考えると温熱療法の一部として分類することもできます．物理療法で用いられるレーザーは，低エネルギーレーザーです．作用機序はまだ十分に解明されていないところもありますが，主として生体に電磁的作用を及ぼすと考えられています．

5）電気刺激療法

電気刺激療法の作用は，電気刺激が引き起こす神経や筋の脱分極と，それに続く筋収縮の惹起に起因します．筋収縮により生体にさまざまな変化が生じますので，その結果，図18に示すような電気刺激療法の作用が発生します．また，TENSには比較的永続する鎮痛効果があるといわれており，電気刺激が神経に直接的な作用を及ぼすので

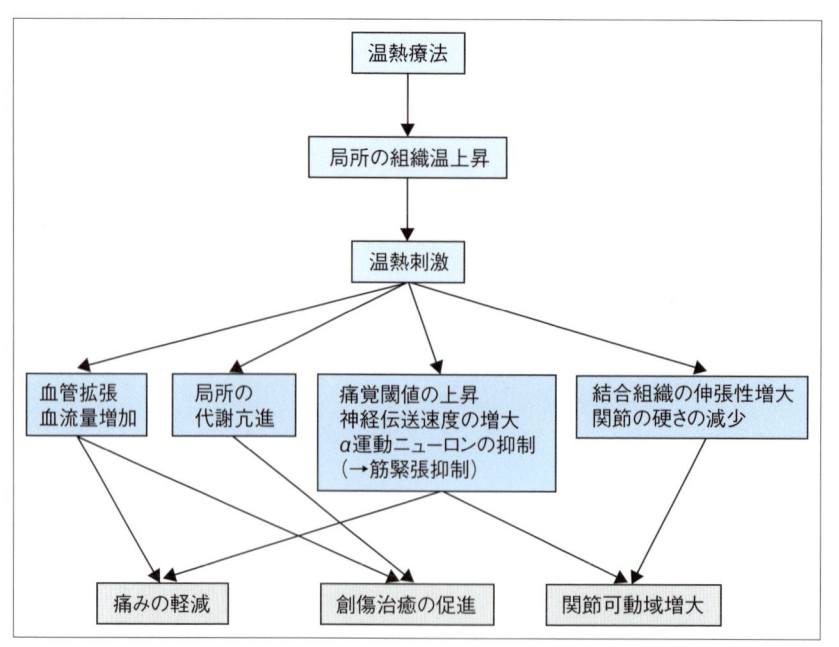

図16 温熱療法の作用機序

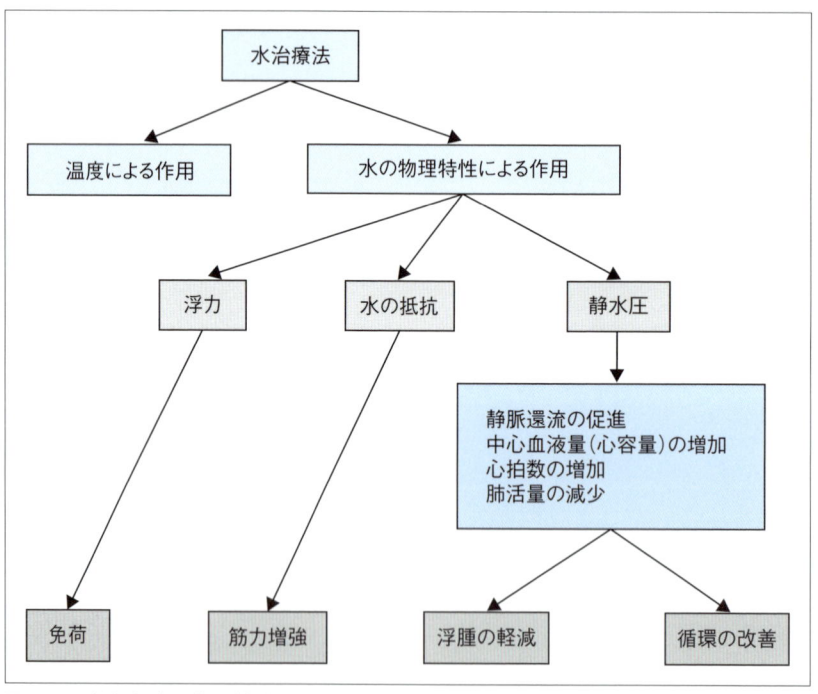

図17 水治療法の作用機序

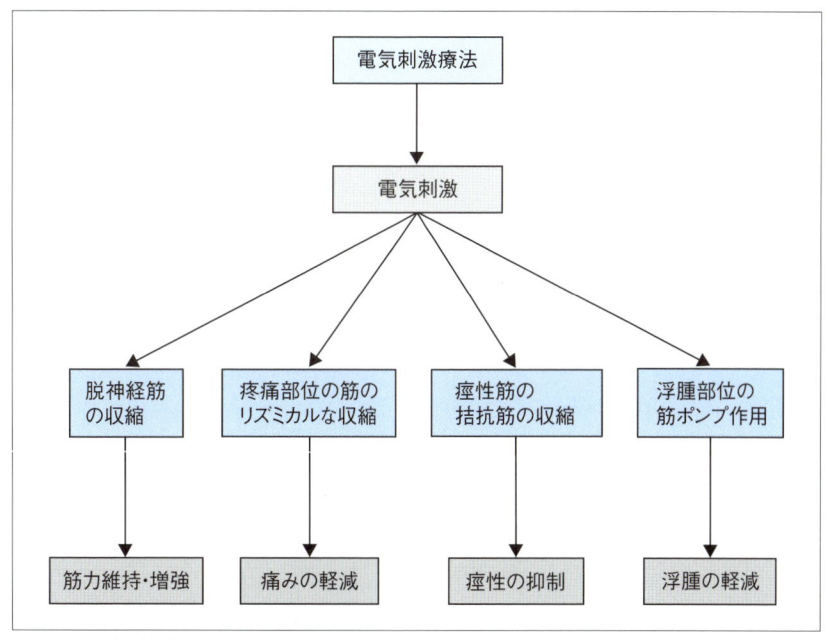

図18 電気刺激療法の作用機序

はないかという考え方もありますが，まだ証明されていません．

d 症例Aさんの物理療法を考えてみよう

Aさんに適した物理療法があるかどうか考えてみましょう．物理療法を上手に利用すれば，前項で考えた運動療法プログラムを，より効果的に進めることができます．

ヒント①：Aさんは右足関節と右手関節・手指に関節可動域制限がありますが，この原因は何だと考えられますか？その原因を緩和するために用いることのできる物理療法はありますか？

ヒント②：Aさんは左股関節と左膝関節に痛みを訴えています．しかし，Aさんには既往歴があり，63歳の時に左股関節全置換術を受けていますので，物理療法実施にあたり，そのことに対する特別の注意が必要です．それはどのようなことでしょうか？

3 補装具療法とはどのような方法なの？

a 補装具の定義

障害者が質の高い生活を送るために役立つ用具は数多く存在します．障害者は，それらを購入して使用することになりますが，購入費がどのように援助されるかによって，すなわち法律上の用語として，いくつかの分類があります．

まず，「**補装具**」とは，次のようなものです．

> **補装具**
> ①身体の欠損や身体機能の低下を補うもの
> ②障害者がそれらを装着して，生活を送るもの
> ③作製に際し，専門的な意見を要するもの

理学療法士が関わることの多い補装具は，義肢，装具，車椅子，歩行器，杖などです．

また，「**日常生活用具**」という用語もありますが，それは次のようなものです．

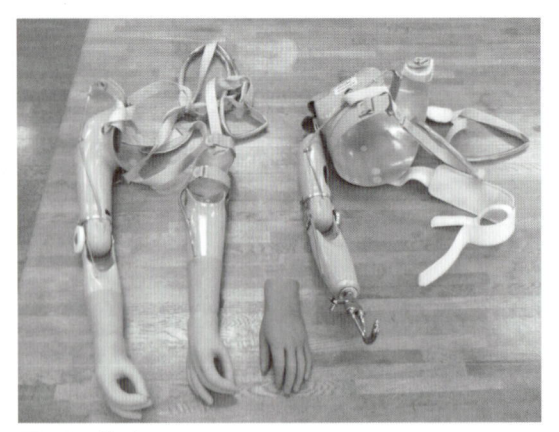

図19　義手

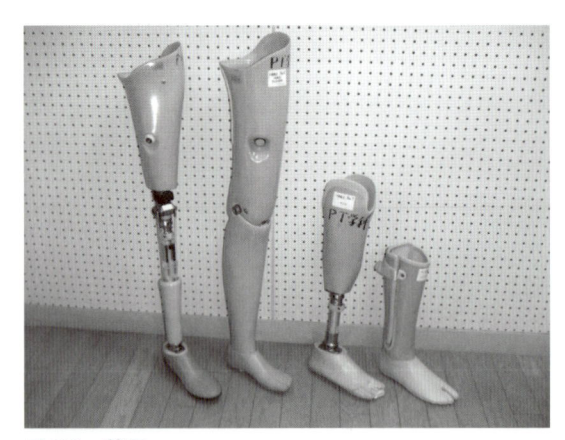

図20　義足

日常生活用具
①障害者の日常生活上の困難を改善し，自立と社会参加を促すもの
②一般市場には普及していないもの

日常生活用具の種目には，ベッド，移動用リフト，入浴補助用具等があります．

さらに，「**福祉用具**」という用語もあります．福祉用具は，"**心身の機能が低下し日常生活を営むのに支障のある老人又は心身障害者の日常生活上の便宜を図るための用具，機能訓練のための用具及び補装具をいう**"と規定されています．したがって，補装具も日常生活用具も福祉用具の一部であるといえます．

ⓑ 補装具の種類と使用目的

1）義肢

義肢とは，四肢の物質的な欠損（切断）を代償するものです．上肢の代償をするものを義手，下肢の代償をするものを義足とよびます．また，義肢は，切断された肢に密着させて装着するもので，人間の四肢に近い形状と機能をもっています．

代表的な義手を**図19**に，義足を**図20**にそれぞれ示します．

2）装具

装具とは，四肢・体幹の機能障害の軽減を図ることを目的として装着する用具です．義肢とは異なり，装具は残存している四肢・体幹を利用しながら，用具としての機能を発揮しなければならないところに難しさがあります．

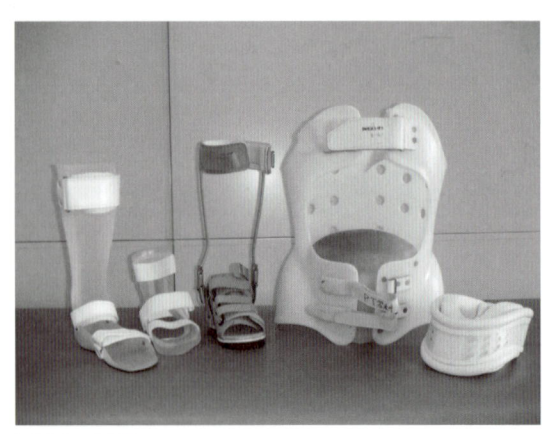

図21　装具

装具には非常に多くの種類があります．使用部位による分類では，頸部・体幹装具，上肢装具，下肢装具，足部装具などがあります（**図21**）．また，特定の疾患の治療用に開発された装具として，先天性股関節脱臼用装具，ペルテス病用装具，脊髄損傷者の交互歩行用装具などがあります（**図22**）．

3）杖

杖には**図23**に示すような種類があります．T字杖（図23中央）は，臨床的には最も使用頻度が高い杖ですが，厳密には「補装具」ではなく「日常生活用具」に含まれます．

4）歩行器

歩行器（**図24**）は，杖と同様に，立位や歩行が不安定な患者・障害者が用いる歩行補助具です．金属フレームから作られており，支持基底面が広いので，支持性，安定性が高い用具です．杖ではバランスを保てない人でも，歩行器を用いれば安

a. 先天性股関節脱臼用装具

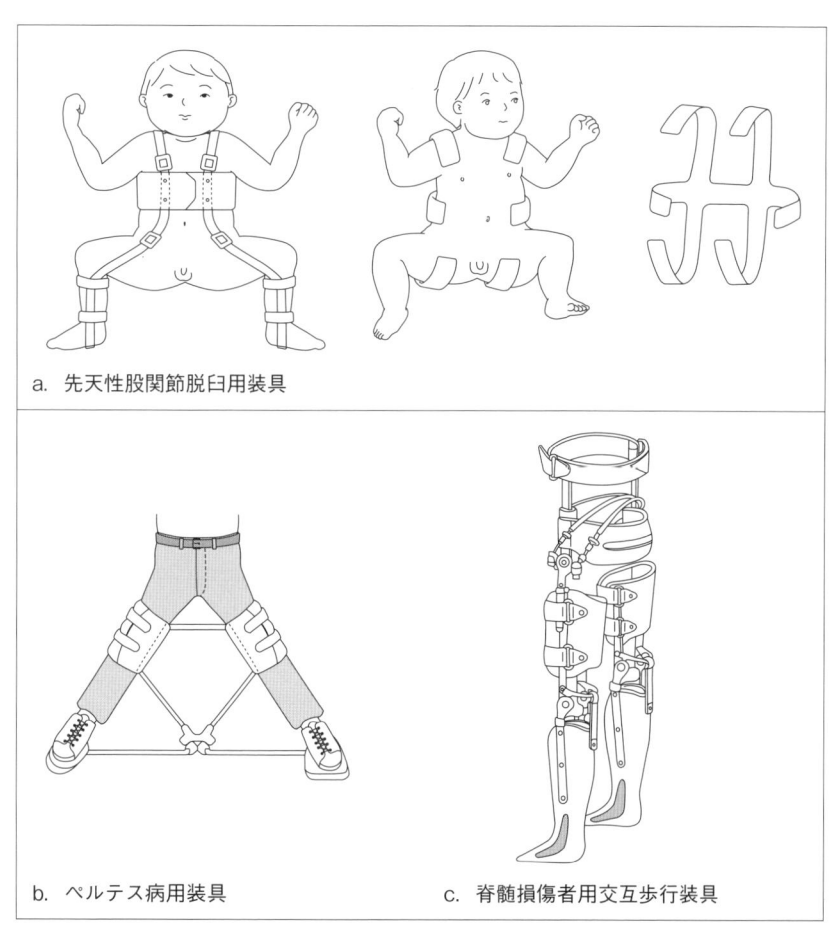

b. ペルテス病用装具

c. 脊髄損傷者用交互歩行装具

図22 治療用装具

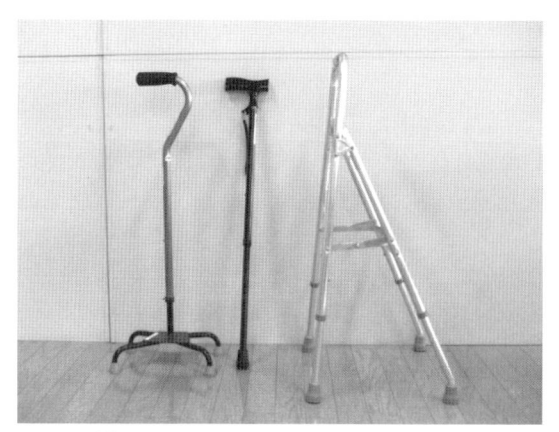

図23 杖

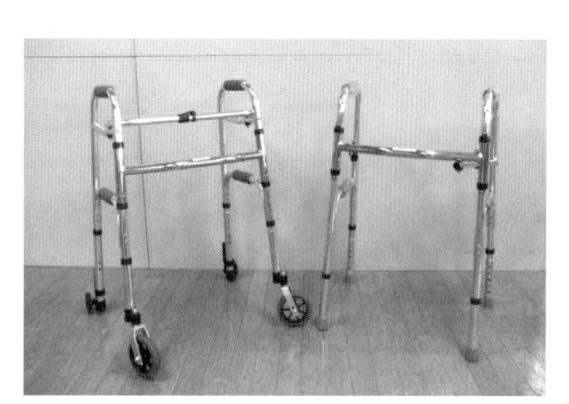

図24 歩行器

全に歩けることがあります．

5）車椅子

車椅子（図25）は，歩行という人間特有の移動機能を代償する用具です．標準型車椅子では，後方に大きな車輪（大車輪）が2つあり，前方にキャスターが2つあります．通常は，両手で大車輪を押し引きして駆動します．その他，脳卒中片麻痺の患者さんでは，麻痺のない側の手足を使って駆動しますし，上肢にも下肢にも運動麻痺のある頸髄損傷の患者さんでは，電動車椅子が用いられることもあります．

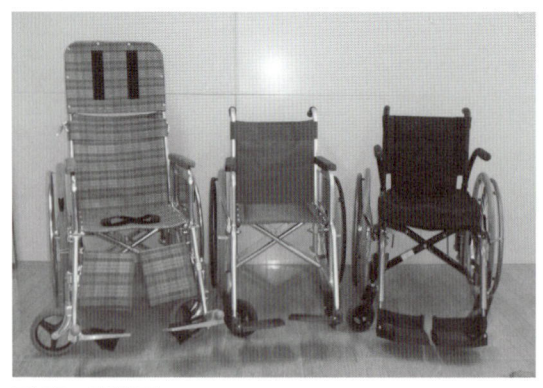

図25 車椅子

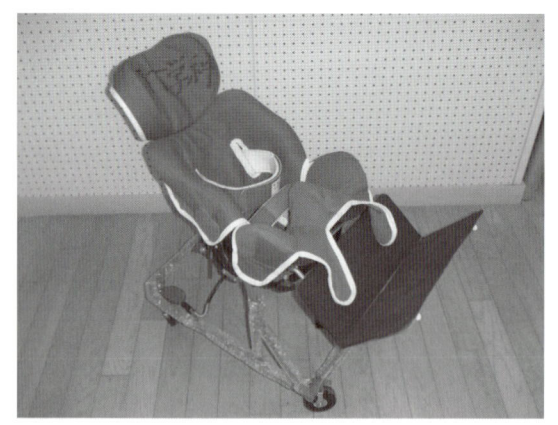

図26 座位保持装置

6) 座位保持装置

　座位保持装置（図26）は，四肢・体幹に重度の機能障害があり，通常の椅子では座位姿勢を保持することができない障害者に用います．各種のパッドやベルトを組み合わせたり，個別に背部から大腿後面までの型取りをしてモールド型の支持面を作製したりして，椅子を作っていきます．座位保持装置は，居室や学校の教室に置いて，単体で用いる場合もあれば，車椅子のシートに組み込んで用いる場合もあります．

c 補装具療法における理学療法士の役割

　補装具療法には，医師，理学療法士，義肢装具士などの専門職種が関わります．

　このなかで，実際に補装具を作製するのは義肢装具士です．理学療法士，作業療法士は手足に用いる簡単な装具（足底板やスプリント）を作製することもありますが，本項の図で紹介したような補装具の作製には，専門の材料，道具，技術が必要であり，義肢装具士の協力が不可欠です．

　また，補装具は"作製に際して，専門的な意見が必要であるもの"と規定されています．"専門的な意見"とは，この患者・障害者に対してどのような補装具が適しているかについての意見のことです．医師，理学療法士，義肢装具士らがそれぞれの専門的立場から意見を出し合い，患者・障害者本人の希望も充分考慮したうえで，適切な補装具が処方されます．そして，最終的には，医師の判定書または意見書がなければ，補装具作製費用の支援を受けることはできません．

　理学療法士に特に期待される役割は，まず，補装具が作製される過程での調整に関する意見を述べることです．補装具は体に装着できればよいというものではなく，装着したうえで生活することが求められます．したがって，使用者である患者・障害者が運動・動作を行った時に，補装具が適切に使用者の機能を補助しているかどうかを評価して，必要があれば補装具の機能を調節してもらうように意見を述べます．また，**補装具ができあがった後に，その用具を使いこなす練習は，理学療法士が責任をもって行わなければならない役割です．**

d 症例Aさんの補装具療法を考えてみよう

　Aさんは，まだ発症から2カ月しか経過していませんので，機能障害も回復途上にあります．現時点で，何らかの補装具を購入するのは時期尚早ですが，ヒントに示すような，いくつかの場合を想定して，必要な補装具を考えてみましょう．

ヒント①：立位をとると右足が爪先立ちになってしまいます．この状態が改善しない場合に効果のある装具はありますか？

ヒント②：将来，自分で歩けるようになったが，バランスに不安があるという状態になったならば，どのような補装具の使用を考えますか？

ヒント③：もし，将来的にも自分で歩くことができず，車椅子を使用することになったら，どのような車椅子を作りますか？

4 日常生活活動（ADL）とはどのような概念なの？

ⓐ ADL の歴史

米国で「physical medicine and rehabilitation（物理医学とリハビリテーション）」の専門医制度が発足し，リハビリテーション医学という新しい医学の領域が誕生したのは，第2次世界大戦直後の1947年のことでした．この時に，リハビリテーション医学の特徴として掲げられたのが「日常生活活動（Activities of Daily Living；ADL）」の概念です．

それまでの医学は，「生命」を守ることに絶対的な価値が置かれていました．しかし，**リハビリテーション医学が ADL の向上を目的に掲げたことにより，医学の分野に「生活」を改善するという視点が新たに加わった**のです．

ADLの概念を最初に発表したのは，米国の医師 G. G. Deaver と理学療法士 M. E. Brown です．1945年のことでした．そして，1960年代前半までに，代表的な疾患・障害に対するADLの評価と介入法がほぼ確立されました．

その後は，より重度な障害をもつ人々のADLを向上させるための介入法が検討・開発されてきました．また，**ADL誕生当初は，"ADLとは自力で行うもの"という観念が優勢でしたが，障害の重度化にともない，"介助付きのADL自立"という考え方が出てきました．さらに付け加えれば，このような考え方の変遷があったからこそ，リハビリテーションの目標を ADL から QOL へと高めることができた**といえます．

ⓑ ADL の概念と範囲

ADLがどの範囲の活動を指すのかについては，あまり明確な決まりがありません．実は，米国では，リハビリテーション医学誕生よりも早い時期から職業的リハビリテーションが行われていたという歴史があります．したがって，リハビリテー

> **コラム⑧　E. B. Lawton**
>
> E. B. Lawton は，ニューヨーク大学リハビリテーション医学研究所で G. G. Deaver の指導を受けた理学療法士です．1956年に Lawton が考案した ADL 評価表は，同研究所長の H. A. Rusk が執筆した当時の代表的な教科書に引用されたこともあって，ADL の概念に大きな影響を与えました．

表1　ADL を構成する活動

大項目	中項目	小項目
コミュニケーション	コミュニケーション	指示の理解
		意思表示
		電話機の使用
起居移動動作	起居動作	起き上がり
		腰掛け姿勢の保持
		移乗
	屋内移動動作	同一フロア内の移動
		車椅子の使用
		階段昇降
セルフケア	食事動作	摂食
		服薬
	排泄動作	排尿（昼間）
		排尿（夜間）
		排便
		生理時の処理（女子）
	整容動作	洗顔
		口内衛生管理
		整髪
		髭そり（男子）
		洗髪
	更衣動作	衣服着脱
		義肢・装具着脱
		靴着脱
	入浴動作	浴槽の出入り
		洗体

（伊藤利之，江藤文夫編，2010，文献1，p8 のデータに基づき作表）

ション医学として扱うのは，職業に関連した活動以外の部分であると考えられました．Lawton（コラム⑧）は，ADLとは職業（仕事）に含まれるさまざまな活動とは対照的に，"通常の日に行う基本的な活動" であると述べています．

"通常の日に行う基本的な活動" には，朝，ベッドから起きて，服を着替え，洗顔して，食事をとる，といった国や習慣による違いなしに，毎日繰り返される活動が含まれます．もう少し大きな分類でいうと，**ADLは「起居移動動作」，「セルフケア」，「コミュニケーション」に関連する動作で構成されると考えられます**（表1）．

しかし，ADLの範囲をこのように限定してしまうと，**ADLにも含まれず，職業的活動にも含まれないが，多くの人がある程度共通に行っている活動**が置き去りにされてしまいます．そこで日本では，この領域の活動を「**生活関連活動 (Activities parallel to daily living；APDL)**」と名づけて整理しています．APDLには**表2**に示すような活動が含まれています．

c 代表的なADL評価法

現在，世界的に普及しているADL評価法には，**Barthel Index と FIM（Functional Independence Measure；機能的自立度評価法）**があります．

1) Barthel Index

Barthel Indexは，1965年にMahoneyとBarthelによって発表された評価法です．**表3**に示すように，**評価項目は10項目で，経験的に重み付けされた順序尺度で採点**されます．Barthel Indexは「**できるADL**」（コラム⑨）を評価する

表2 APDLを構成する活動

分類	例
家屋内の活動	炊事，洗濯，掃除などの家事
	留守居
自宅周辺での活動	庭仕事，自宅周辺の掃除
	近隣での買い物
公共交通機関を利用した活動	電車，バスの利用

表3 Barthel Indexの評価項目と判定基準

| 評価項目 | 判定および得点 ||
	介助	自立
1. 食事	5	10
2. 車いすとベッド間の移乗	5〜10	15
3. 整容（洗顔，整髪，歯磨き，髭剃り）	0	5
4. トイレ動作（出入り，衣類着脱，拭く）	5	10
5. 洗体	0	5
6. 平地歩行	10	15
車いす（歩行不能の場合のみ採点）	0	5
7. 階段昇降	5	10
8. 更衣（靴紐，ファスナー操作）	5	10
9. 排便コントロール	5	10
10. 排尿コントロール	5	10

（次の基準を満たせない場合，得点は0とする） 　　　　　　　　　　　　　　　　　　　（次頁つづく）

表3 Barthel Index の評価項目と判定基準（つづき）

判定基準
1. 食事 　10＝手の届く範囲に置かれた食物を，皿やテーブルから取って食べることができる．必要であれば自助具の装着や食物を切る，塩や胡椒を使う，バターを塗る等を行う．妥当な時間内で終了する． 　 5＝食物を切る等に何らかの介助を要する．
2. 車いすとベッド間の移乗 　15＝すべての過程が可能．車いすでベッドに近づき，ブレーキをかけてフットサポートを上げ，安全にベッドへ移動し臥位になる．ベッドから起き上がり，車いすの位置を変え，車いすに戻る． 　10＝いずれかの過程で少しの介助が必要．あるいは注意や監視が必要． 　 5＝介助なしで座位になれるが，体を引き上げたり，移乗にかなりの介助が必要．
3. 整容 　 5＝洗顔，整髪，歯磨き，髭剃りができる．髭剃りは何を使ってもよいが，器具の出し入れ，操作は自分で行う．女性はその習慣があれば化粧ができなければならない．髪を編んだり髪型を作ることは除く．
4. トイレ動作 　10＝トイレの出入り，衣類の上げ下げ，汚さずにトイレットペーパーを使用できる．手すり等の安定した支えを使用してもよい．便器を使う場合は，便器の設置，排泄物の処理，便器の洗浄ができなければならない． 　 5＝バランスが悪いため，衣類の上げ下げ，トイレットペーパーの使用に介助が必要．
5. 洗体 　 5＝浴槽，シャワー，清拭のいずれでもよい．介助なしにすべての動作を行う．
6. 平地歩行 　15＝介助や監視なしで 50 ヤード（約 46m）以上歩くことができる．装具，義足，杖，歩行器を使用してもよいが，車輪付歩行器の使用は認めない．装具の固定と解除，立位や座位，補助具の片づけができなければならない．装具の着脱は更衣の項で採点する． 　10＝上記のいずれかに介助または監視を必要とするが，50 ヤード（約 46m）以上歩くことができる． 　 5＝歩行可能なときは採点しない．方向転換やテーブル，ベッド，トイレへの接近など自力で車いすを操作でき，50 ヤード（約 46m）以上移動することができる．
7. 階段昇降 　10＝介助や監視なしに 1 階分の階段を昇降できる．手すりや杖を使ってもよいが，杖使用者は杖を持ったまま昇降できる． 　 5＝上記のいずれかに介助または監視を必要とする．
8. 更衣 　10＝すべての衣類の着脱，ボタン等のかけ締め，靴紐を結ぶことができる（改造を行っていない場合）．コルセットや装具が必要ならばその着脱も含む．サスペンダー，ローファータイプの靴，前開きの服などを使ってもよい．女性は，処方されている場合を除きブラジャーやガードルの装用について採点しない． 　 5＝いずれかの動作に介助を要するが，少なくとも半分は自分で行う．妥当な時間内に終わらなければならない．
9. 排便コントロール 　10＝排便のコントロールができ，失敗がない．必要ならば座薬や浣腸を行ってもよい（訓練を受けた脊髄損傷者の場合）． 　 5＝座薬や浣腸に介助を要する．ときどき失敗する．
10. 排尿コントロール 　10＝昼夜とも排尿コントロールができる．尿集器や尿バッグを使用している脊髄損傷者は，その装着，尿捨て，洗浄，清潔管理ができる． 　 5＝ときどき失敗する．トイレに行くことや尿集器が間に合わない．介助を必要とする．

Ⅰ　臨床理学療法

評価法であるとされています．

2）FIM

一方，FIM は 1987 年に米国で発表された評価法で，日本では 1990 年に発表された第 3 版が翻訳され，用いられています．表4に示すように，FIM の評価項目は 18 項目で，Barthel Index と同様に順序尺度です．しかし，FIM は「している ADL」を評価するものであるとされているところが，Barthel Index とは異なります．

d 症例 A さんの ADL を考えてみよう

A さんの ADL を Barthel Index と FIM で評価してみましょう．ADL を評価するためには，これまでの情報（p.34 参照）だけでは足りないと思

表4 FIMの評価項目と採点基準

評価項目		
運動項目	セルフケア	食事，整容，清拭，更衣（上半身），更衣（下半身），トイレ動作
	排泄コントロール	排尿コントロール，排便コントロール
	移乗	ベッド，椅子，車いす，トイレ，浴槽，シャワー
	移動	歩行，車いす，階段
認知項目	コミュニケーション	理解，表出
	社会的認知	社会的交流，問題解決，記憶

採点基準		
運動項目	介助者なし	7：完全自立　時間，安全性を含めて
		6：修正自立　補助具使用
	介助者あり	5：監視・準備
		4：最小介助　　75％以上自分で行う
		3：中等度介助　50％以上75％未満自分で行う
		2：最大介助　　25％以上50％未満自分で行う
		1：全介助　　　25％未満自分で行う
認知項目		5：監視・準備　90％以上自分で行う
		4：最小介助　　75％以上90％未満自分で行う
		（5，4以外は運動項目と同様）

コラム⑨　「できるADL」

誰かに"○○をしてみてください"といわれればできるADLを「できるADL」とよびます．これに対して，自発的かつ日常的に行っているADLを「しているADL」とよびます．

通常，「できるADL」のほうが「しているADL」よりも難易度が高い動作になりますが，「できるADL」は練習次第では「しているADL」になる可能性をもっています．

また，「できるADL」と「しているADL」が大きくかけ離れている場合には，何が原因かを考え，問題点を解決する必要があります．

いますので，次の情報を加えて考えてみてください．

症例Aさんに関する追加情報
- ☐ 食事は左手にスプーンを持って食物を口に運ぶことができるが，切り分けたり，魚の骨をとったりすることはできない．
- ☐ ベッド上で起き上がることはできる．また，ベッド端にバランスよく腰掛けていることができる．
- ☐ 入浴はシャワー浴のみで，自分では洗えないところもある．
- ☐ トイレでの排泄およびトイレットペーパーの使用は自分で上手にできるが，衣類の上げ下げには介助が必要である．

追加情報を加えてもまだ不明なところもあるはずですが，そこはご自分で想像して，"この動作が○○だったら，評価は△△だろう"とか"Aさんの場合，この動作は○○の可能性が高そうだ"というように考えを進めてみましょう．

5 地域理学療法とはどのような領域なの？

ⓐ 地域理学療法の概念

地域理学療法について，日本理学療法士協会は1989年に次のように定義しました．

「地域理学療法とは，地域リハビリテーション活動体系の中の一翼を担うものとして位置づけられる地域を基盤として行われる理学療法士による専門的援助を意味する」

病院などの医療機関における理学療法も，リハビリテーション活動の一翼を担うものであることに変わりはありません．しかし，地域理学療法では，地域リハビリテーションとのより密接な連携が求められます．

では，地域リハビリテーションはどのような概念で捉えられているのでしょうか．地域リハビリテーションについては，日本リハビリテーション病院・施設協会による次のような定義（2001年改訂）が広く使われています．

「地域リハビリテーションとは，障害のある人々や高齢者およびその家族が，住み慣れた所で，そこに住む人々とともに，一生安全に生き生きとした生活を送れるよう，医療や保健，福祉，および生活にかかわるあらゆる人々や機関・組織がリハビリテーションの立場から協力し合って行う活動のすべてをいう」

この定義には，「住み慣れた所で，そこに住む人々とともに…生活を送れるよう…」という表現が含まれています．この表現から考えて，地域リハビリテーションがノーマライゼーションを基本理念としていることがわかります．

ⓑ なぜ地域理学療法が求められたのか？

地域理学療法は，日本の理学療法の歴史のなかでは最も新しい領域といえます．理学療法が何を

> **コラム⑩　Community-Based Rehabilitation；CBR**
>
> CBRは，1980年代初期に，地域社会にある既存のさまざまな資源を活用することにより，途上国の農村に住む障害者にそのニーズに応じたリハビリテーション・サービスを提供する方法として，WHOによって開発されたものです．CBRは，その後世界の各地でさまざまな形で発展されていますが，CBRの主な目的は次の4つであると考えられています．
>
> ①障害者の生活の質の向上：障害者が自分の生まれ育った地域社会で学習，職業訓練，労働，家庭生活，社会参加ができるように，各種サービスを提供すること
>
> ②適正技術の移転：建物や器材ではなく，適正な知識や技術を地域社会に移転することに
>
> よって，地域にある材料で補装具，自助具を製作し，自宅でリハビリテーションを行うことを可能にすること
>
> ③地域社会の意識の向上：障害者およびその家族，地域の人々をCBRに動員することにより，従来の障害者への偏見を無くし，正しい障害者観を育てること
>
> ④障害者のエンパワーメント：地域社会が障害者を受け入れるように変化するのと同時に，障害者も地域に参加することにより，自信をもって自分の問題について意見を述べ，責任をもった行動をとり，地域社会と一緒に自分たちの問題を解決していくようになること

目的にしてきたかという観点からいえば，初期には身体機能の回復，次にADLの向上，そして地域における生活の改善へと変遷してきました．日本では，1980年代以降，地域理学療法が脚光をあびるようになりましたが，このような変遷は，障害者に関する世界的な意識の変化の大きな影響を受けて起こったものだといえます．

地域理学療法の発展に影響を及ぼした社会的背景を，国内外の施策を中心に見ていきましょう．

まず，国連が行ってきたいくつかの宣言が，障害者に関する意識変化の契機になりました．主なものは，「障害者の権利宣言（1975年）」，「国際障害者年の制定（1981年）」，「国連・アジア太平洋障害者の10年（1993～2002年）」などです（第1章コラム⑤参照）．

世界的な動きとして，日本の地域理学療法に影響を与えたとされるものがもう1つあります．それは**世界保健機関（World Health Organization；WHO）が1978年に発表した「地域に根ざしたリハビリテーション（Community-Based Rehabilitation；CBR）」（コラム⑩）の促進に関する戦略**です．WHOは，それまでの病院・施設を中心としたリハビリテーションには限界があるとして，地域リハビリテーションの展開を喚起しました．CBRは発展途上国を対象にした活動ですが，この戦略に呼応して，日本でも地域に目が向けられるようになりました．

この頃，日本では人口の高齢化が進み，それに伴う医療費・社会保障費の増加が問題となり始めていました．この状況に対処するために，**国は1982年に老人保健法を制定し，1986年に老人保健施設を新設し，1991年に訪問看護制度を創設し，2000年に介護保険法を制定するなどの施策を行ってきました（コラム⑪）．**

これらの国の施策に伴い，地域理学療法の形態も少しずつ変化してきましたが，現在は次項に示すような活動が主なものになっています．

C 地域で働く理学療法士の活動領域

現在では，地域での理学療法は介護保険に基づく制度のなかで提供されています．地域理学療法に従事する理学療法士の数はまだまだ少ないのが現状で，多職種との連携なしには仕事をすることはできません．地域での仕事の特性からしても，ますますチーム医療の理念が必要とされ，理学療法士にも幅広い基礎知識と柔軟な応用力が求められます．

地域での理学療法は，次のような活動領域に分類されます．

1）介護老人保健施設での活動

介護老人保健施設は，介護保険法に基づいて開設許可を受け，要介護者に対し，看護，医学的管理のもとで，介護や機能訓練を行う施設です．理

コラム⑪　医療・リハビリテーションに関連した国の施策

日本では，1970年代中盤以降，人口の高齢化が進み，医療費と社会保障給付費の増加が，国の財政を悪化させる状態になりました．このような状況のなかで，1982年に老人保健法が制定されました．老人保健法では，老人医療費の無料化が廃止され，入院医療から在宅医療への転換が図られました．しかし，その後も日本社会の急激な高齢化は進み，1980年代後半には要介護者の増加と介護サービス基盤の遅れが問題となってきました．

その後は，1989年に高齢者保健福祉推進10か年戦略（ゴールドプラン），1994年に新ゴールドプラン，2000年にゴールドプラン21が策定され，高齢者の障害予防，介護予防が進められています．また，2000年には介護保険制度が施行されました．介護保険制度は，医療費の無駄を省き，合理的な介護システムを運用するために，公的負担を組み入れた社会保障制度であるとされています．

学療法士は，入所者に対して，在宅復帰を目標とした集中的維持期理学療法を提供します．

2）介護老人福祉施設での活動

　介護保険制度に基づき，特別養護老人ホームが都道府県知事からの指定を受けたものが，指定介護老人福祉施設です．介護老人福祉施設には理学療法士の配置は義務付けられていません．現状では，介護老人福祉施設に常勤で勤務する理学療法士の数は不足していますが，**入所者の生活支援の観点から，リハビリテーションへのニーズは高い**と考えられます．

3）通所リハビリテーション

　老人保健法のもとでは，医療機関や老人保健施設が「デイケア」という名称で行われていたサービスです．介護保険法施行後は，通所リハビリテーションと名称が変更され，サービス内容に，**要支援者に対する介護予防を目的としたリハビリテーションが追加**されました．

4）訪問リハビリテーション

　訪問リハビリテーションは医療保険によるものと，介護保険によるものの2種類があります．

　医療保険による訪問リハビリテーションは，医療機関への通院が困難な自宅療養患者を対象に行われます．

　介護保険による訪問リハビリテーションは，要支援者を対象に介護予防を目的とした訪問リハビリテーションと，要介護者の生活支援を目的とした訪問リハビリテーションがあります．

II. 理学療法研究

> **はじめに**
>
> 理学療法研究は，臨床理学療法の効果を証明するために，さらには，新しい科学的な理学療法介入の方法を開発するためになくてはならない領域です．一般企業では，生産や販売のような事業を行う部署と，研究を行う部署が，それぞれ別の組織になっているかもしれません．しかし，理学療法の分野では異なります．この節で述べるように，「臨床研究」というものが極めて重要で，それには臨床理学療法に従事している人たちの関わりが必須になります．皆さんも，今のうちから理学療法研究の基礎を学び，将来，臨床研究を担うための準備をしてください．

一般に，研究は**基礎研究**と**応用研究**の2つに分類されます．**基礎研究は理論や知識を構築することが目的ですが，応用研究は具体的な問題を解決することが目的になります．応用研究のなかでも，医療分野に特有のものとして，「臨床研究」があります．**

医学における臨床研究とは，患者を対象として，ある治療の有効性を検証するための研究のことで，このような研究は，ほぼ医学・生物学的領域のなかで行われるといってよいでしょう．

しかし，理学療法では，障害をもった人を対象としますので，研究テーマはより広範な領域に及びます．自然科学はもちろんのこと，社会科学，人文科学の領域にまたがるテーマも必要です．

では，理学療法の分野では，どのような研究テーマが取り上げられ，どのような方法で研究が行われているのでしょうか．

A　研究領域

理学療法と関係の深い学問・技術の領域は次のような範囲であると考えられています．

①哲学，倫理学，法学の領域
②教育学，心理学の領域
③工学の領域
④社会学，福祉学の領域
⑤医学，生物学の領域

これら5領域のなかで，さらに各学問から派生した多くの近接領域のテーマに関する研究が行われます．

具体的なイメージを作るために，患者Aさんのもつ問題を解明するために役立ちそうな研究テーマを考えてみましょう．

1）哲学，倫理学，法学の領域

「哲学，倫理学，法学の領域」には，人間の尊厳や人生観などに関するテーマが含まれます．

Aさんは，もともとは右利きでしたが，右上下肢には麻痺があります．また，麻痺のない左下肢にも，病前から股関節の問題を抱えていました．Aさんは，これまで，家庭内で主婦としての役割を果たしたり，地域の人々との交流を楽しんだりしていたことでしょう．しかし，今後は生活スタイルを変えなければならないかもしれません．今後，Aさんが充実した生活を送るには何が必要でしょうか？

このような疑問は，Aさんの「QOL」に関する研究に発展する可能性があります．**QOLの向上や低下に関連する要因を抽出し**，臨床応用する研究も考えられます．

2）教育学，心理学の領域

「教育学，心理学の領域」には，患者・家族への指導法，障害受容，機能回復に必要な運動の再獲得（運動学習）などに関するテーマが含まれます．

QOLを向上させるためには，まず**「障害受容」**が必要なのではないかという仮説を検証するための基礎研究や，Aさんの運動練習はどのように進めるのが効率的かという**運動学習研究**を行うことができます．

3）工学の領域

「工学の領域」には，**建築学や人間工学**などが含まれます．Aさんが退院後快適に生活できる家はどのような構造になっていたらよいか，Aさんの装具によりよい機能をもたせるためにはどのような改造が必要か，などがテーマとして考えられます．

4）社会学，福祉学の領域

「社会学，福祉学の領域」では，Aさんの生活を支える**医療や福祉の諸制度に関する課題**などがテーマになります．

5）医学，生物学の領域

「医学，生物学の領域」には理学療法と関連するテーマが非常に多く含まれます．**機能解剖学的視点，運動生理学的視点，神経生理学的視点，障害別理学療法**などが含まれますし，他にも多くの下位領域があります．Aさんの例では，脳梗塞による運動麻痺の回復過程に関する研究，非麻痺側に変形性股関節症を合併した場合の予後に関する研究などが考えられます．

これまでのところで取り上げた例では，イメージ化を容易にするために，"Aさんの○○を改善するための研究"という言い方をしてきました．**しかし研究には，普遍的な結果が必要です**．ある特定の人への対応で終わってしまっては，後に積み重なるものが生まれず，研究によって理学療法が進歩するとはいえなくなってしまいます．そこで，普遍的な結果を得るための方法が考えられてきました．次項で，いくつかの研究方法を見ていきましょう．

B 研究方法

ⓐ 観察研究

観察研究は，研究対象に実験的な介入をせず，そのままの状態を観察する研究法です．**質問紙を用いた調査研究は観察研究の代表的な手法**です．さらに，観察する期間の違いによって，横断研究，縦断研究などに分かれますが，詳細は**コラム⑫**を参照してください．

ⓑ 実験的介入研究

実験的介入研究は，対象の観察に留まらず，**研究者が対象（群）に対して意図的な操作を加える**という意味で，介入研究に含まれます．次の臨床的介入研究との違いは，**実験的介入研究では対象が患者や障害者ではない**ことです．したがって，介入内容も評価や治療などの医療行為とはいえません．実験的介入研究は，理学療法研究のなかで

コラム⑫　調査研究の代表的なデザイン

　ある体質（a）をもっている人が，ある疾患（A）に罹りやすいといえるかどうかを調査する場合を例にとって，代表的な調査研究のデザインを説明すると次のようになります．

①前向き研究（コホート研究）：体質（a）をもっている人と，もっていない人を集めます．将来のある時点で，疾患（A）に罹った人と，罹らなかった人を調べ，aとの関連を検討する方法です（図27上段）．

②後ろ向き研究：まず，現時点で疾患（A）に罹っている人と，罹っていない人を集めます．その人たちが，過去のある時点で，体質（a）をもっていたかどうかを調査べ，Aとの関連を検討する方法です（図27中段）．

③横断研究：現時点で無作為に対象者を集め，その人たちが体質（a）をもっているかどうか，疾患（A）に罹っているかどうかを調べ，両者の関連を検討する方法です（図27下段）．

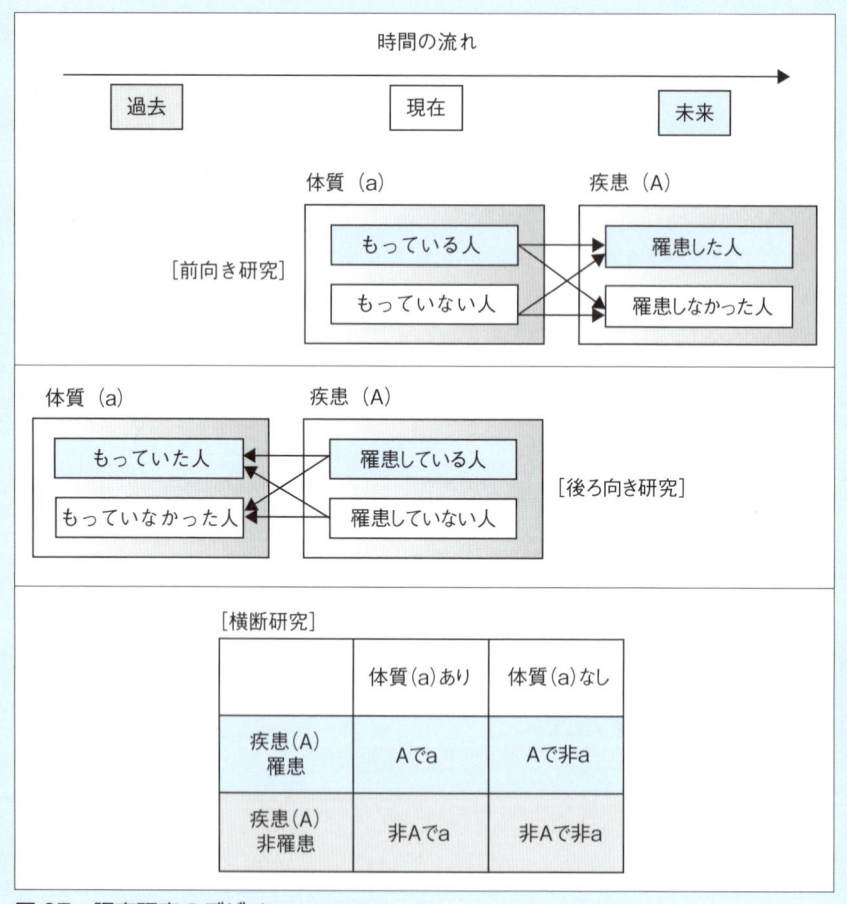

図27　調査研究のデザイン

は，いわゆる基礎研究に近い研究といえます．

例えば，温熱療法を実施すると筋の柔軟性が増すかどうかを，健常者や実験動物を対象にして検証する研究が実験的介入研究です．通常，実験的介入研究では，実験的介入を行わずに基準値を提供してもらうための対照群（コントロール群）を設けます．実験操作を加えた群と対照群を比較することにより，実験的介入の効果があったかどうかを判断します．

ⓒ 臨床的介入研究

これは，前に述べた「臨床研究」のことです．**対象は患者・障害者になりますので，常に医療倫理的な制約がともなう研究**になります．臨床的介入研究の場合，介入内容はその患者・障害者にとっての治療そのものです．したがって，対照群の設定に大きな困難をともないます．特に理学療法研究では，対象が患者・障害者でありながら，治療を加えない（理学療法プログラムを実施しない）ことは，ほとんどの場合，患者・障害者の不利になります．

そこで，**対照群を用いない臨床介入研究の方法として開発されたのが，次に述べる症例研究のなかの新しいデザイン**です．

ⓓ 症例研究

症例研究には，シングルケースレポート，シングルケーススタディ，シングルケースデザインという3種類の形態があります．

1症例の障害の評価と治療について，詳細に記述した報告書が**シングルケースレポート**です．これに，参考文献を用いて他の症例との比較を加えるなどして，考察を深めたものを**シングルケーススタディ**とよびます．**これら2つの症例研究は，基本的には研究目的の介入をともないません．**

これに対して，**シングルケースデザインは臨床介入研究の要素をもった症例研究です**．例えば，Aさんに対して，理学療法プログラム"A"と"B"ではどちらが効果が高いかを明らかにするために，理学療法の治療プログラムを意図的に操作し，Aさんの機能回復の度合いで判定する，という方法をとります．コラム⑬に例を示しますので，ご覧ください．

ⓔ メタアナリシス

これは主に **EBMの根拠（Evidence）となるデータを導くために行われる分析法**です．医療は人間を対象に行われるがゆえに，治療効果にも個人差があります．また，同じ症状を示す患者さんを集めることにも，自ずと限界があります．すると，個々の研究者が行った臨床介入研究では，症例数が十分得られず，結果が有効であるという水準に達しないというケースが出てきます．そこで，1976年にGlassがメタアナリシスという分析法を考案しました．

メタアナリシスは，特有の分析法を用いて，**過去に行われた複数の研究結果を統合し，より信頼性の高い結果を求める**ことを目的としています．一般にはメタアナリシスは単独研究よりも信頼性が高いとされていますが，個別の研究とは異なる問題点も抱えています．

コラム⑬　シングルケースデザインの例

　基本的な"ABA"デザインの介入計画と結果の見方について解説します．ここで，"A"は「基礎水準測定期」，"B"は「操作導入期」を表します．

　基礎水準測定期とは，これから効果を検証しようとしている新しい介入法（仮に，X法としておきます）は行わず，それ以外の一般的な介入法でプログラムを作成し，継続的に実施する時期のことです．

　これに対して，操作導入期とは，X法による介入を継続的に行う時期のことです．操作導入期には，それまでのプログラムを行わずにX法のみ行う場合もあれば，それまでのプログラムにX法を追加して行う場合もあります．

　"A""B"各期をどれぐらいの期間にするかについて明確な決まりはありませんが，それぞれの時期のデータから，比較的一定の傾向を読み取れるように設定する必要があります．

　また，シングルケースデザインでは，結果は目視で判断することを基本にしています．起こり得る結果の例をいくつか図28に示します．

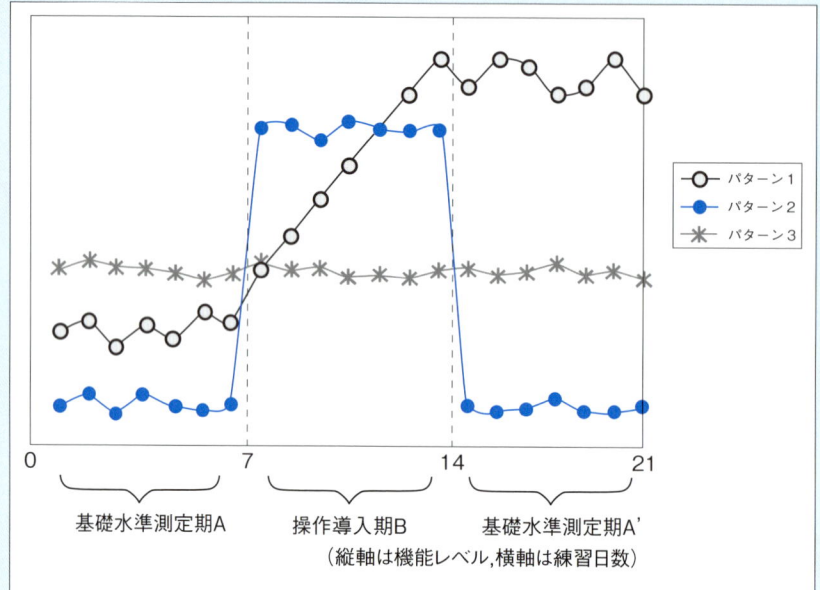

（縦軸は機能レベル，横軸は練習日数）

パターン1：介入方法が有効であった例（AおよびA'では機能レベルに変化がみられないが，Bの期間では継続的改善が見られる）．
パターン2：介入方法が有効であった例（AおよびA'に比較してBの期間の機能レベルが高い）．
パターン3：介入方法が有効ではなかった例（AおよびA'とBの期間の機能レベルに差がない）．

図28　シングルケースデザイン

III. 理学療法教育

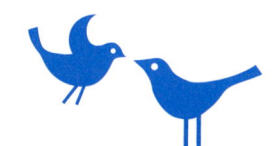

> **はじめに**
>
> 皆さんは，これから理学療法を学んでいこうという教育を受ける立場にありながら，理学療法教育を与える側の勉強をすることに，違和感を覚えるかもしれません．しかし，理学療法教育も理学療法研究と同じように，理学療法士であれば誰もが関わりをもつ領域なのです．というのは，理学療法教育には，臨床の現場で行う"臨床技能教育"という教育法が必須であり，これには臨床理学療法を行っている理学療法士の関与が必要だからです．この節では，理学療法教育に関連する基本的な事柄を説明していますが，興味をもってくださった人が，勉強を進めて，将来の理学療法教育の質を高めてくださることを期待しています．

A 教育課程の歴史的変遷

　日本における理学療法教育は，1963年に国立療養所東京病院附属リハビリテーション学院（東京都清瀬市）が設立された時から始まりました．当初は3年制専門学校教育だった理学療法士養成課程ですが，その後約半世紀の間に目覚ましい発展を遂げました（**図29**）．教育過程としての転換点になった年毎に区切って学校数の推移を示せば**表5**のようになります．

　図29からもわかるように，1995年以降，学校数が急激に増加しており，現在ではむしろ急増の弊害として，教員数の不足，教育の質の低下，臨床実習施設・指導者の不足など，教育上のさまざまな問題が懸念されています．

表5　理学療法教育課程の歴史的変遷

事　項	年	専門学校数	3年制短期大学数	4年制大学数	入学定員数
最初の専門学校設立	1963	1			20
3年制短大教育開始	1979	18	1		185
4年制大学教育開始	1992	38	15	1	1,585
大学院教育開始	1996	66	14	9	2,970
2010年現在	2010	162	5	82	13,339

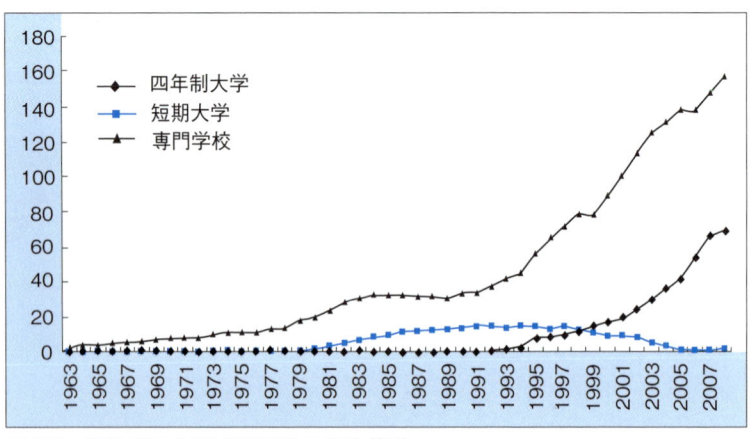

図29　理学療法士育成施設数の年次推移

B　教育内容の変遷

　日本の理学療法教育は，厚生労働省が定める**「理学療法士作業療法士学校養成施設指定規則」**に沿って行われています．この指定規則は，1966年に制定され，その後3回の改訂を経て現在（2010年）に至っています．指定規則では，理学療法教育の内容や時間数などが定められています．

　指定規則の趣旨を汲んで，理学療法教育の範囲を大まかに示せば**図30**のようになります．また，指定規則による教育時間の変遷を示せば，**表6**のようになります．

　なお，**指定規則の1999年度の改訂では，カリキュラムが大幅に大綱化**され，実際の科目構成や教授内容は各養成校にゆだねられた形になりました（コラム⑭）．そこで，**日本理学療法協会は2010年に「理学療法教育ガイドライン（1版）」を作成し，教育指針を示しました．**

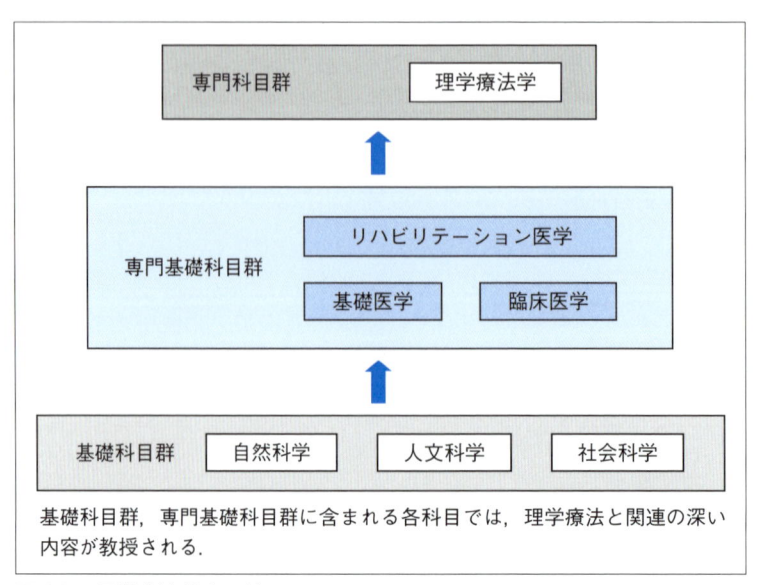

図30　理学療法教育の範囲

表6 理学療法士作業療法士学校養成施設指定規則による理学療法教育時間数の推移

制定・改訂年度	基礎科目	基礎医学領域	臨床医学領域	専門領域	臨床実習	合計
1966	120	540	420	540	1,680	3,300
1972	345	495	300	480	1,080	2,700
1989	360	435	375	810	810	2,790
1999（*）	14	26		35	18	93

（*）1999年度改訂では，時間数ではなく単位数が指定された

コラム⑭　単位制の考え方

　高等教育では，45時間の学習を習得したことに対して1単位が与えられます．しかし，講義，演習，実習という教授形態により，教室で行う学習と，自己学習の時間配分が異なります．標準的には，
　a. 講義科目は，教室内学習15時間＋自己学習30時間
　b. 演習・実習科目は，教室内学習30時間＋自己学習15時間
で1単位45時間の学習時間を構成します．

　また，単位制の取り決めでは，学生が自己学習を行う時間を時間割の中に組み込むことになっています．したがって，1単位の講義を1科目設けるならば，時間割上に，1コマの授業時間と2コマの空き時間（自己学習時間）が含まれていなければなりません．1週間に5日，1日9時間の学習時間を時間割に組み込めば，1週間で1単位分の学習ができます．4年制大学では，1年間の開講期間は30週が標準ですので，これに試験期間1週間を加えて，年間31週間，すなわち31単位を取得するようにすれば，4年で124単位が取得できます．4年制大学を卒業するために必要な最低単位数は124単位と定められていますが，それはこのような根拠によるのではないかと考えられます．

　また，このような単位制の原則を忠実に守るならば，学校で学ぶべきことは，自己学習時間も含めて平日の昼間の時間帯にすべて終了させることができます．夕方以降や休暇中は，自由に使える時間になりますので，この時間を利用してボランティアをしたり，社会活動に参加したりすることによって，幅広い視野を兼ね備えた人格が形成されていくことが期待できます．

C　理学療法教育の目標

　理学療法士が備えるべき特性は何でしょうか．理学療法士は医療専門職の1つですから，もちろん専門知識が求められます．また，知識だけではなく知識を応用して，患者さんへの介入を行うための技能が必要です．さらに，理学療法士は対人的な仕事を行うので，医療者として適切な態度を身に付けていなければなりません．したがって，理学療法教育には，以上の3つの領域に対応した教育目標があります．これらは，1956年にB.S.Bloomが示した教育目標の分類に基づいています．

　"専門知識"を獲得することは，「認知領域

における学習の目標です．認知領域の目標には3つの階層的なレベルがあり，難易度の低いほうから順に，「想起レベル」，「解釈レベル」，「問題解決レベル」となっています．想起レベルでは，専門知識を正確に記憶することが求められます．解釈レベルでは，専門知識（概念や原理など）の理由がわかること，すなわち知識の理解が求められます．問題解決レベルでは，専門知識を応用したり，分析したりして，具体的な問題を解決に導く能力が求められます．

"専門的技能"を獲得することは，「精神運動領域」における学習の目標です．理学療法士に必要な専門技能には，コミュニケーション技能，検査技能，介助技能，治療的介入技能などがあります．

"理学療法士として相応しい態度"を獲得することは，「情意領域」における学習目標です．これには，理学療法士としての価値観や意志，態度や習慣などが含まれます．

各領域における目標の例を示せば，次のようになります．

> ① 認知領域の目標：バビンスキー反射は錐体路障害の徴候であると言える．
> ② 精神運動領域の目標：バビンスキー反射検査を実施し，結果を判定することができる．
> ③ 情意領域の目標：バビンスキー反射検査の実施にあたり，患者に不安を与えないように接することができる．

D 臨床技能教育

理学療法教育には3つの学習領域があることを述べましたが，各領域に適した学習形態，評価方法はどのようなものでしょうか．

認知領域の学習は，通常の講義形態で教授することができますし，筆記試験により評価することができます．しかし，精神運動領域と情意領域では，知識ではなく技能や態度の学習が求められます．これらの学習は，座学ではなく，実際に自分の体を動かして練習し，身に付けていかなければ獲得できません．"やり方を知っていること（認知領域）"と"実施できること（精神運動領域）"，"実施方法が適切であること（情意領域）"は明らかに異なります．

精神運動領域および情意領域の一部は，学内の授業でも教授することができますが，最終的には，臨床の場で学ぶことが必須です．学内での実習は，多くが学生同士で行われる練習ですが，健常者に適用する技能を，そのまま患者さんには適用できないことがしばしばあります．それは，**患者さんの身体状態は，健常者とは異なり非常に個人差が大きいからです．実際に臨床で行う技能は，実際の臨床場面のなかでしか体験できない**ものなのです．情意領域における，医療者として相応しい態度の獲得についても同じことがいえます．

したがって，理学療法教育は，必ず臨床実習における学習を含みます．さらに重要なことは，**臨床実習に求められているのは，知識の獲得ではなく，"技能"や"態度"の獲得であること**，これらの領域の達成度は筆記試験では判断できないものであることを認識しなければなりません（コラム⑮）．

コラム⑮　新しい教育法（PBL と OSCE）

　PBL（Problem-Based Learning；問題解決型学習）は，カナダ McMaster 大学の Howard Barrows により，1969 年に発案された教育形態です．PBL は，学生を教室に集めて一斉に講義を受けさせるという従来の教育方法とは対照的に，学生を小グループに分け，課題を与えて，自主的なグループ学習を主体に進めていく教育方法です．PBL は，主に医学・医療教育において注目を集めている教育法で，日本でも取り入れる大学が増えてきました．

　PBL は，課題解決能力，コミュニケーション能力，自己学習能力などを養うのに有効な教育法であるとされています．これは，日々進歩を続ける医療に対して，生涯学習を継続することが要求され，また一方では，患者さんとのコミュニケーション能力が求められる，現代的な医療専門職の育成に適した教育方法であるといえます．

　本章でも，患者さんの情報を提示して，理学療法介入について考えていただく演習を取り入れてきましたが，これも PBL の一部です．皆さんは，もしかすると脳卒中という病気自体を知らなかったかもしれません．しかし，PBL では，学習の体系だった順序にはこだわりません．わからないことは自分で調べ，考え，さらにわからなければ，教師に質問するという積極的な学習態度こそが，PBL のねらいです．

　また，近年，OSCE（Objective Structured Clinical Examination）という臨床能力を客観的に評価する試験方法を取り入れる学校も増えてきました．OSCE では，医療面接や理学療法評価・治療などの「態度」や「技術」を評価するために，実技試験が行われます．その際，本物の患者さんと同じように，障害を演じることができる標準模擬患者を用いるのが特徴です．OSCE の目的は，患者さんの前に立つ医療者として相応しい技術・態度が身に付いているかどうかを判定することで，臨床実習前または実習後に行われます．

E　養成校における教育の到達目標と卒後教育システム

　現在の理学療法カリキュラムは，1999 年に改訂された指定規則に基づいて行われていますが，最終学年の臨床実習における到達目標は "基本的な理学療法を独力で行える" こととされています．

　前述のように，日本における理学療法教育が始まってから，まだ 50 年あまりしか経過していません．今でこそ，日本の理学療法士数は 8 万人を超えましたが，10 年前には約 2 万人でした．つまり，1999 年時点では，理学療法士の在職しない医療・福祉施設がまだ多く存在していました．したがって，養成校を卒業してすぐに，いわゆる 1 人職場に就職する理学療法士もいましたので，臨床実習終了時の到達目標を上述のように定める必要がありました．

　しかし，現在では，かなりの医療・福祉施設に理学療法士が配置されるようになり，多くの新卒者が先輩理学療法士の指導を受けながら臨床業務を始められるような体制が整いつつあります．そこで，**2010 年に日本理学療法士協会が制定した「理学療法教育ガイドライン」では，最終学年における臨床実習の到達目標は "ある程度の助言・指導のもとに，基本的理学療法を遂行できること"，また卒業時の到達目標は "理学療法の基本**

的な知識と技能を修得するとともに自ら学ぶ力を育てること"とされています.

医療専門職に求められる専門知識,専門技能は日々進化する性質のものです.したがって,養成校で学んだ知識・技能だけでは,卒業後長期にわたって仕事を続けていくことはできません.理学療法士ももちろん例外ではなく,卒後,生涯にわたって学習を続けていく必要があります.日本では,日本理学療法士協会が,理学療法士に生涯学習の機会を提供する役割を担っています.

理学療法教育のシステムは,養成校教育で完結するものではなく,卒後教育も含めて,生涯学習の視点で考えていくことが重要です.

第2章 文献

1) 伊藤利之,江藤文夫編:新版 日常生活活動（ADL）評価と支援の実際.医歯薬出版,2010.

（大橋ゆかり）

3章 人間の運動・動作のメカニズム

Ⅰ. 生体の形と動きを表現する
Ⅱ. 生体力学
Ⅲ. 筋力と筋持久力
Ⅳ. 姿勢
Ⅴ. 歩行
Ⅵ. 運動と動作の分析①―運動学的分析
Ⅶ. 運動と動作の分析②―運動力学的分析
Ⅷ. 運動技能と運動学習

I. 生体の形と動きを表現する

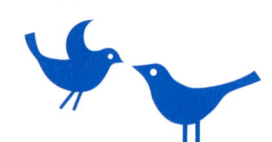

> **はじめに**
>
> 　人間の身体を的確にとらえることは，運動の表現の第一歩です．人間の身体をとらえるための手段には，視覚による「観察」と，触覚による「触診」，そして道具を用いた「計測」などがあります．
> 　ここではまず，身体の形態を把握するための観察と触診のポイントについて学習します．次に，生体計測にはどのような項目があるかを整理しましょう．また，身体の動きを表現するために重要な身体運動の面と軸について理解し，関節の運動を記載できるようになりましょう．

1 観察と触診はどのように行うの？

実習1

> **課題1**：次の骨性指標（**図1**）を触診によって同定しましょう．
> ①肩甲骨：肩峰，烏口突起，肩甲棘，下角
> ②上腕骨：大結節，小結節，結節間溝，内側上顆，外側上顆
> ③橈骨　：橈骨頭，橈骨茎状突起
> ④尺骨　：肘頭，尺骨茎状突起
> ⑤寛骨　：上前腸骨棘，下前腸骨棘，坐骨結節，腸骨稜
> ⑥椎骨　：すべての棘突起
> ⑦大腿骨：大転子，内側上顆，外側上顆
> ⑧脛骨　：内側顆，外側顆，脛骨内果
> ⑨腓骨　：腓骨頭，腓骨外果
>
> **課題2**：課題1で触診した指標を参考にして，以下の部位について，位置を左右で比較し，対称性を観察しましょう．
> ①肩甲帯
> ②骨盤帯

> **実習のヒント**
> ・それぞれの指標の「代表点」はどのように決定できますか？
> ・触診のしやすい骨性指標や，触診しにくい骨性指標がありますか？触診しにくい場合は，その理由について人体標本などを使って確認しましょう．
> ・肩甲帯や骨盤帯の左右対称性を比較する場合にはどの指標を用いるとよいでしょうか？また，非対称性がある場合は，その理由を考察しましょう．

a 触診

　実際に手を触れて行う**触診**（palpation）によっても多くの情報を得ることができます．触診の対象となるものの性状と解剖学の知識を照らし合わせながら，触知している構造体を区別していきます．触診の対象となる組織には，皮膚（表皮，真皮），骨，筋，筋膜，腱，靱帯，脈管，関節構造体などがあります．

1）触診で着目するポイント
・**硬さ**：どれくらいの硬さ・軟らかさをもっているかを触知します．

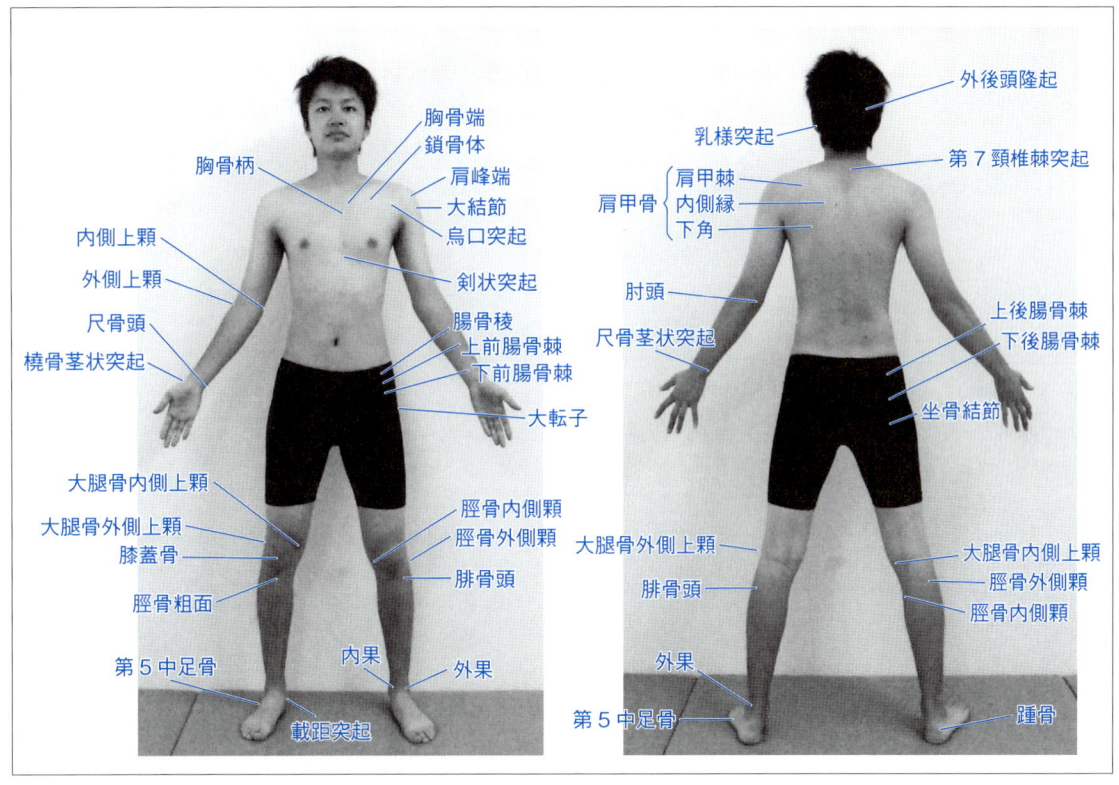

図1 主な骨性指標

- **形状**：大きさや形を把握します．
- **移動性**：圧迫を加えたり動かしたりしたときに位置を変えるかどうかをみます．
- **左右対称性**：左右で同じ構造をもつ場合，左右を比較して特徴をつかみます．

2) 触診の実際
- 示指・中指・環指の指先を立て，指を揃えて皮膚面に当てゆっくりと圧迫を加えましょう（図2）．
- 骨に触れるときは強く圧迫しすぎず，骨縁に対して指を直角に当てます．隆起部を触診する際は観察者の指を骨に沿って動かすか，指を骨隆起部に当てた状態で骨を動かすことによって，隆起を感じることができます．
- 関節の触診では，関節を構成する骨の一方を固定し，関節裂隙に指を当てた状態で，他方の骨を牽引したり滑らせたりするとわかりやすいでしょう．
- 筋の触診では筋線維に直交するように指を動かすと筋の走行が触知しやすくなります．また，筋の区別がつきにくい場合は，その筋に固有の運動を繰り返し行わせて，収縮と弛緩の状態の違いを比較して同定していきます．
- 深層筋を触診する際はその浅層にある筋を緊張させないように注意しながら指をやや強めに深く押し当てるようにしましょう．

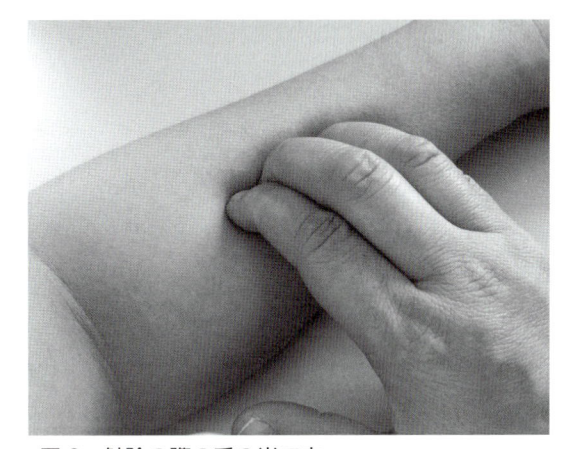

図2 触診の際の手の当て方

b 観察

生体の観察は肉眼的に行います．**視診**（inspection）

ともよびます（コラム①）．

1）観察のポイント
- **左右の対称性**：人間の身体は概ね左右対称になっています．左右を比較することで「どこに」特徴があるかを見出しやすくなります．
- **形態**：左右非対称になっている部分に「どのような」特徴があるかをもう少し詳しく見てみましょう．ふくらんでいる場合は，その皮下の筋が左右非対称に発達しているのかもしれませんし，炎症所見の１つである腫脹が生じているのかもしれません．形態とあわせて色調も見ておくとよいでしょう．

2）観察の実際

　実習を行う際は，水着などを着用し，できるだけ身体が見える服装で行いましょう．また，臨床で実際の患者さんを対象にして観察を行う場合も，場合によってはプライバシーに最大限配慮したうえで，患者さんに衣服を脱いでいただくことも必要です．

2 身体計測はどのように行うの？

実習2

> 課題：両上肢を体側につけた姿勢（気をつけの姿勢）と両上肢を前方挙上した姿勢（前へならえの姿勢）とで重心位置を測定し，違いがあるか検討しましょう．

コラム① 見えない・触れられない構造はどう把握するか？

　人の身体は体表面から皮下にある器官を直接見ることはできません．表在性の構造は触診によってその位置を知ることができますが，深部にある構造の位置関係はどのように把握すればよいのでしょうか．その一つの方法が投影（projection）です．解剖図譜を用いて各器官の位置関係を把握し，それらを皮膚表面に投影して，観察や触診で得られる構造体との関係をとらえていくとよいでしょう．

実習のヒント

　重心位置の測定方法を実習し，姿勢の違いによって重心位置が変化するかどうかを確認しましょう．

ⓐ 体重心

　地球上で生活する限り，身体には重力がかかります．身体にかかる重力の作用点を１つに合成した点を**体重心**とよびます．体重心は以下のような特徴があります．

- 体重心を中心として，身体はあらゆる方向に自由に回転しうる
- 体重心について，身体各部の重量は相互に平衡になる（つり合う）

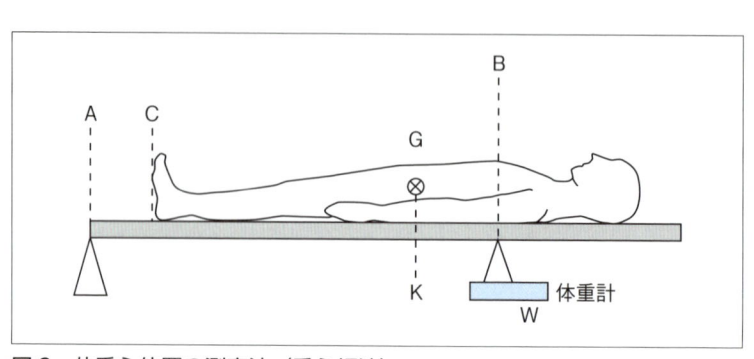

図3　体重心位置の測定法（重心板法）

ⓑ 体重心位置の測定法（重心板法）

体重心位置は次のような方法で測定することができます（図3）．

① 被験者の体重（K）を，体重計を用いて量ります．
② 板の一方の端を支持台に乗せ，他端近くを体重計の上に乗せます．このとき，体重計の位置は任意でかまいませんが，不安定にならないように気をつけます．
③ 支持台の位置を A，体重計の位置を B として，AB 間の距離を測定します．
④ 足底の位置を C として，AC 間の距離を測定します．
⑤ 体重計が示す目盛りを W，求める重心位置を G とすると，てこの原理から，

AB 間の距離 × W ＝ AG 間の距離 × K

という関係が成り立ちます．

AB 間の距離，W，K の値は既に上記の測定で得られていることから，AG 間の距離が求められます．
⑥ AG 間の距離 － AC 間の距離 ＝ CG 間の距離を求めることにより，足底から体重心までの距離が求められます．

3 関節運動はどのように計測するの？

実習3

課題1：肩関節の外転にともなう肩甲骨の上方回旋の程度を測定し，両者の関係を調べましょう．

課題2：膝関節伸展の可動範囲は股関節や足関節の肢位に影響されるかどうかを調べましょう．

実習のヒント

【課題1】
・基本的立位肢位から上肢を挙上させていく場合と，解剖学的立位肢位から上肢を挙上させていく場合で，肩甲骨の動きに違いはあるでしょうか？
・上肢の挙上を①前額面上で行う場合と，②肩甲面上（コラム②）で行う場合とで，各条件で肩甲骨の動きに違いはあるでしょうか？
・実際の計測結果から，肩関節外転の運動と肩甲骨上方回旋の運動の間になんらかの規則的な関係があるかどうか検討しましょう．

【課題2】
・股関節を伸展位，あるいは屈曲位にした状態で膝関節の伸展可動域を計測してみましょう．足関節も同様に背屈位と底屈位の状態にして計測しましょう．
・ある関節の可動範囲が他の関節の肢位の影響を受ける例には他にどのようなものがあるでしょうか．

📝 コラム② 肩甲骨の運動

肩甲骨は背側の胸郭上に位置し，前額面に対して約30度傾斜しています．これを特に肩甲面とよぶことがあります（図4）．肩甲骨の運動は特殊なよび方で表現するため，運動方向とその表現方法については，人体標本などを用いてよく理解しておくことが必要です（図5）．

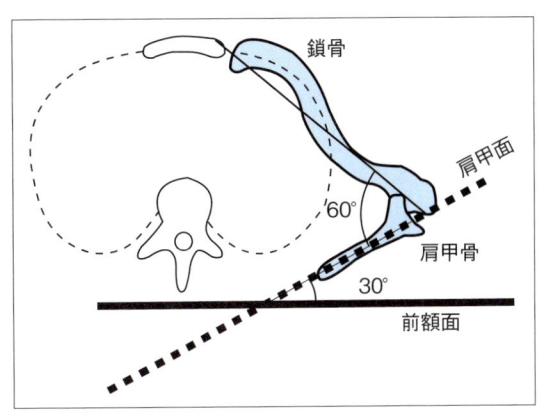

図4　肩甲面　　　　　（中村・他，2003，文献2）

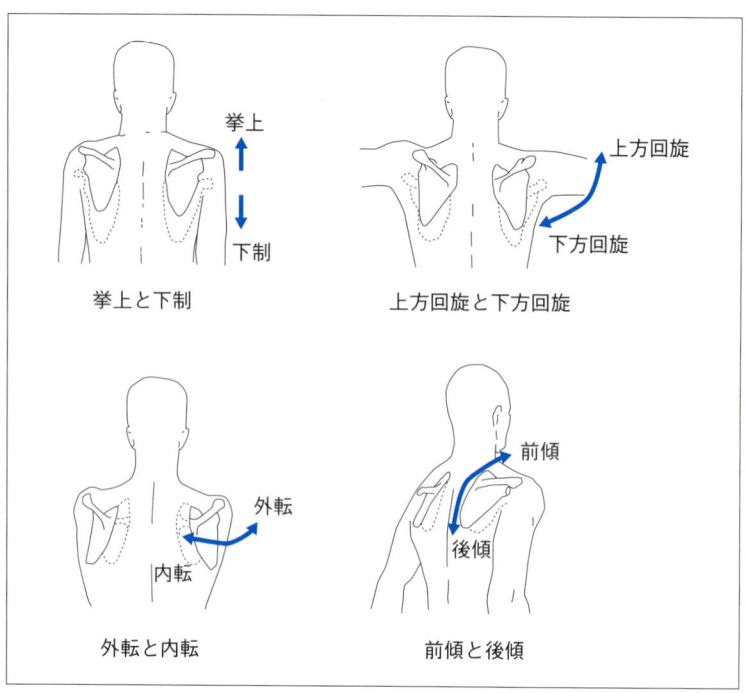

図5 肩甲骨の運動

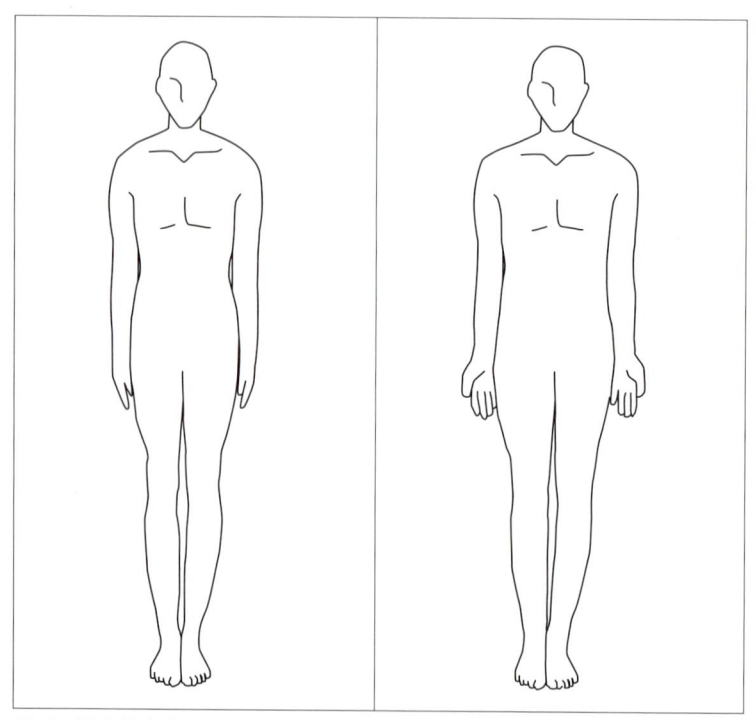

図6 基本的立位肢位（左）と解剖学的立位肢位（右）

ⓐ 基本肢位
1） **基本的立位肢位**（図6左）
　・立位で顔面は正面を向く
　・両上肢は体幹にそって下垂する
　・前腕の橈骨縁は前方を向く
　・下肢は平行して足趾が前方を向く
2） **解剖学的立位肢位**（図6右）
　・前腕は回外位で手掌を前方に向ける

> **コラム③　どの肢位での運動か**
>
> 運動学では通常，解剖学的立位姿勢を運動の開始肢位とします．関節可動域測定の際の開始肢位は概ね解剖学的立位姿勢と一致しますが，例外もあります．運動を記載する際は，どの肢位での運動かを記載しておく必要があります．

> **コラム④　重心を通る場合は**
>
> 重心を通る場合はそれぞれ「基本」をつけ，基本矢状面，基本前額面，基本水平面とよびます．

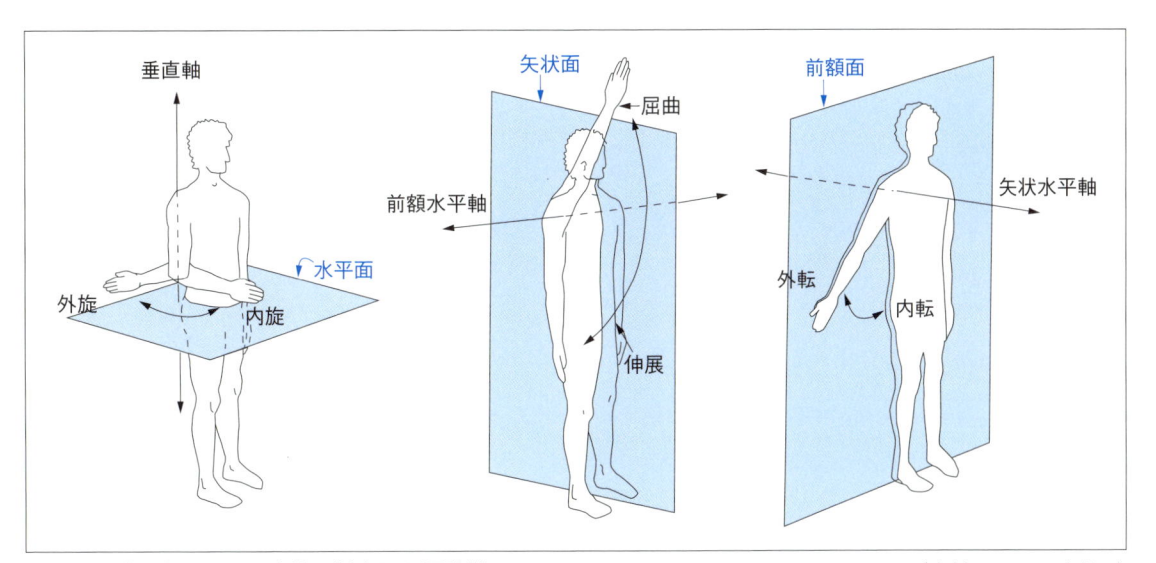

図7　運動を表すための身体の基本面と運動軸　　　　　　　　　　　　　　　（木村，2002，文献1）

・前腕の肢位以外は基本的立位肢位と同じ（コラム③）

b 身体の基本面（図7）

三次元空間内で身体運動を記載する際には3つの面と軸を用いて運動の方向を表現します．身体内部に想定される重心点を通る，相互に直行する面を身体の基本面といいます．
①**矢状面**：身体を左右に分ける垂直な平面
②**前額面**：身体を前後に分ける垂直な平面
③**水平面**：身体を上下に分ける平面
（コラム④）

c 運動の軸

身体運動の多くは，ある軸を中心としてその周りを体節が回転する回転運動です．矢状面，前額面，水平面のそれぞれの面に対して，垂直な軸を仮定して関節運動を表現できます．
①**垂直軸**：垂直方向の軸．垂直軸周りの運動は水平面内で起こる．
②**矢状水平軸**：前後方向の軸．矢状水平軸周りの運動は前額面内で起こる．
③**前額水平軸**：左右方向の軸．前額水平軸周りの運動は矢状面内で起こる．

d 肩甲上腕リズム

基本肢位から上腕骨を外転していく運動では，肩関節の運動に加えて肩甲骨が胸郭上を動く運動が生じます．肩関節外転運動の角度変化と肩甲骨の動きの関係は**肩甲上腕リズム**（scapulohumeral rhythm）とよばれます．

e 多関節筋

多関節筋は複数の関節をまたいで骨に付着し，複数の関節の運動に関与します．特に2つの関節をまたいで骨に付着する筋は**2関節筋**といいます．

複数関節が同時に運動するとき，多関節筋は関節の肢位によっては他の関節の運動を制約する作用を及ぼすことがあります（制約作用）．長座位で体幹を前に倒していくときに，膝関節を伸展している場合よりも膝関節を屈曲させている場合のほうがより運動範囲が広がるのはその一例です．

Ⅱ．生体力学

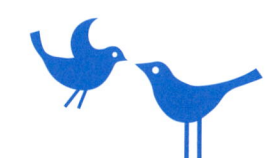

はじめに

　力学の手法を用いて人間の運動をとらえようとする手法が生体力学的アプローチです．生体力学はバイオメカニクスともいいます．この節では，体の運動を表現し分析するために必要な力学的知識について学びます．生体力学的な見方・考え方は基礎研究だけでなく，理学療法の臨床でも非常に役立つ手法です．物理学の基礎知識をフル活用しながら楽しく学習しましょう．

1　力のモーメントとは何だろう？

実習1

課題

　5kgの鉄アレイを両手で持ち自分の胸のすぐ前で保持してみましょう．次に同じ鉄アレイを，両手をまっすぐ前方に伸ばして保持してみてください．どちらが重く感じますか．重量感が変化するとしたら，その理由はどのように考えられるでしょうか？

ⓐ 重力

　地球上の物体には，地球の中心方向に向かう**重力**（gravity）が働いています（**コラム⑤**）．何も支えるものがない場合，物体は地球の中心に向かって落下します．地球の中心に向かう方向を**鉛直方向下向き**と表します．

　重力の単位はキログラム重（kgw）で表します．たとえば重量が100kgの物体にかかる重力は100kgwとなります．

ⓑ 並進運動と回転運動（図8）

　身体運動の多くは，**並進運動**と**回転運動**から成り立っています．並進運動とは，剛体上のすべての点が同じ時間に同じ方向へ同じ距離だけ移動する運動をいいます．

　力の作用線が質量中心から離れたところを通る場合，物体は回転運動をしながら力の作用方向に並進運動をします．

ⓒ 力のモーメント

　ある軸を中心として物体を回転させる力のベクトル量を**力のモーメント**または**トルク**とよびます（**図9**）．ベクトル量とは大きさと方向をもった量のことをいい，矢印で表すことができます．

　ある点Oのまわりに平面内で働く力Fが生み出す回転作用を考えたときに，力FのモーメントMは以下の式で表すことができます．

$$M = d \times F$$

力の作用線が物体の質量中心を通る場合

並進のみ

力が物体の質量中心から離れたところに作用する場合

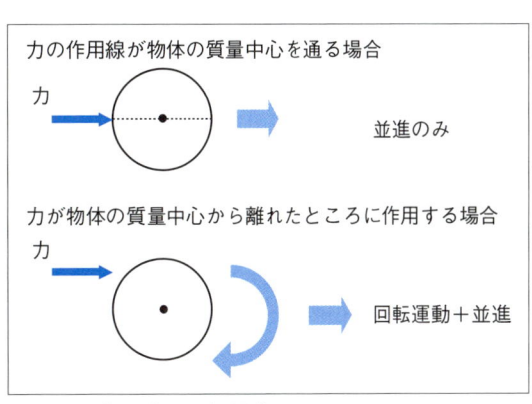

回転運動＋並進

図8　並進運動と回転運動

コラム⑤　剛体とは

外から力を加えても任意の2点間の距離が変わらない，つまり変形しない固体のことを剛体といいます．身体運動を力学的に扱うときに，骨格系を体節という剛体が関節によって連結している剛体系とみなして考えるのが，剛体リンクモデルです．

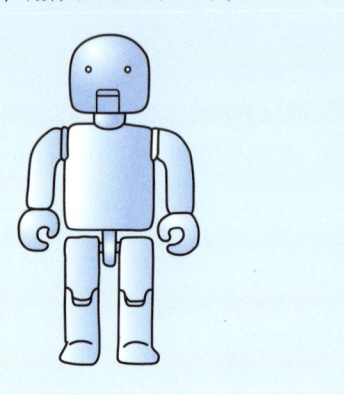

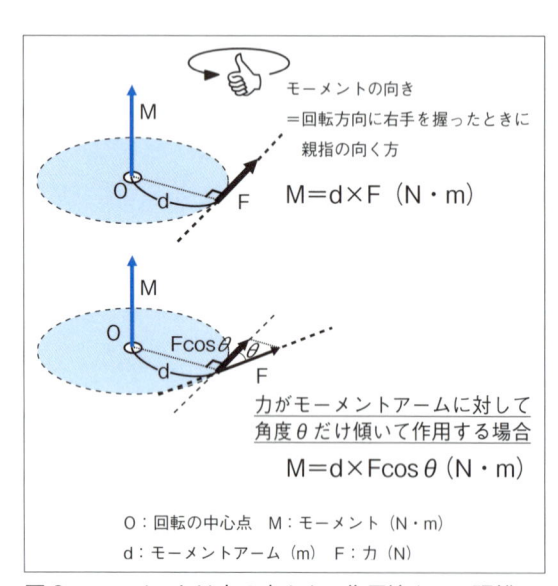

図9　モーメントは力の大きさ×作用線までの距離

O：回転の中心点　M：モーメント（$N \cdot m$）
d：モーメントアーム（m）　F：力（N）

$M = d \times F$（$N \cdot m$）

力がモーメントアームに対して角度θだけ傾いて作用する場合
$M = d \times F\cos\theta$（$N \cdot m$）

d：点Oから力Fの作用線におろした垂線の長さ．**モーメントアーム**ともよぶ．
F：力Fの大きさ

力の単位をN（ニュートン）にとると，力のモーメントの単位はN・m（ニュートンメートル）となります．式からもわかるように，同じ力を加えた場合，モーメントアームが長いほど，力のモーメントは大きくなります．

2　重心の求め方はどうするの？

実習2

課題
車椅子に座っている人がいます．人と車椅子を合わせた重心（合成重心）の位置を計算してみましょう．

実習のヒント
・平行に働く力の合成方法を理解しましょう．
・各体節における質量中心はどのあたりでしょうか？
・前節で実習した"体重心の重心板法"で得られた体重心位置と，各体節の質量中心を合成して得られる重心位置を比較してみましょう．

ⓐ　力の合成

2つ以上の力を合成するときは，それぞれの力の働く向きが異なる場合と同じ場合で，方法が異なります．ここでは2つの力の合成について考えてみましょう．

1）力の働く方向が異なる場合（図10）
　①2つの力をベクトルで表示する．ベクトルの始点は力が作用する点，ベクトルの向きは力が働く方向，ベクトルの大きさは作用する力の大きさを表します．
　②2つのベクトルをそれぞれの始点が重なるように平行移動します．
　③2つのベクトルを2辺とする**平行四辺形**を作図します．
　④平行四辺形の対角線が2つのベクトルの**合成ベクトル**を表します．

3つ以上の力が働くときは，まず2つの力を合成して，次に3番目の力を合成して…と繰り返し

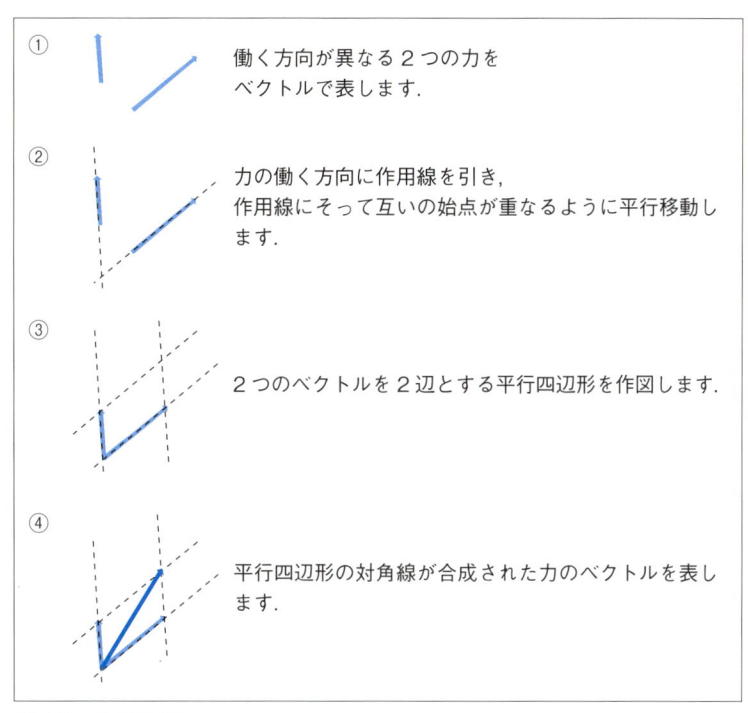

図10 力の合成

ていくと,すべての力を合成した力を求めることができます.

2) 力の働く方向が平行である場合(図11)

今,互いに連結している2つの物体を考えます.連結部分の重さはゼロと仮定します.

① 2つの力の作用線を作図します.作用線とは力が働く方向を示す線のことです.
② 2本の作用線を結ぶ直線を仮定し,2つの力の大きさの比の逆になる点を通る作用線を作図します.
③ 作図した作用線上に2つの力の合計の大きさを表すベクトルを作図すると,これが平行に働く2つの力の合力になります.

(コラム⑥)

b 各体節の重心と身体の重心

身体内の各体節の重心位置は生体計測データから計算で求める方法が開発されています.各体節にかかる重力の方向は鉛直下向きでいずれも互いに平行とみなせますので,各体節の質量と重心の位置から,隣り合う体節の合成重心が求められます.これを繰り返していけば,さまざまな姿勢における体重心の位置が計算できます.また,体重

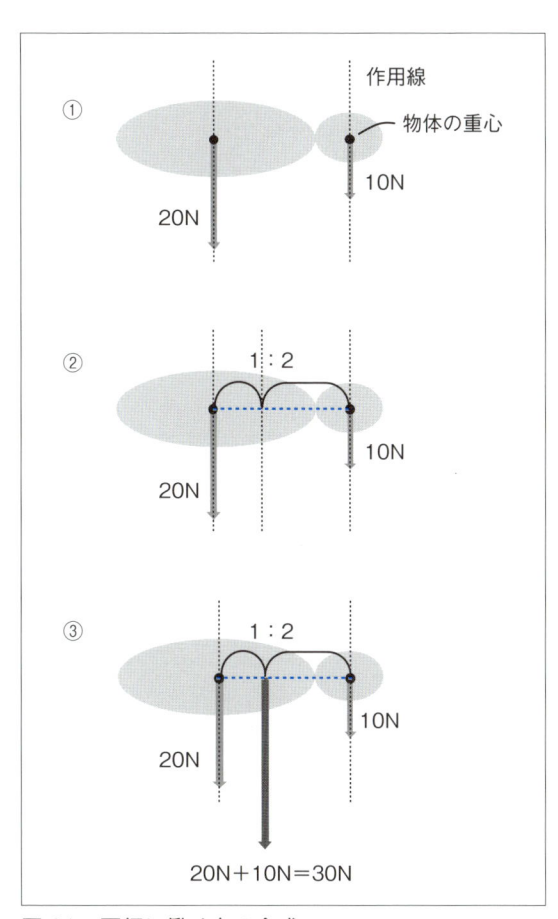

図11 平行に働く力の合成

コラム⑥　重力と重心

重力は地球上の物体にかかる鉛直方向下向きの力であることは既に述べました．すなわち，重力は地球上の物体に平行に加わる力であるといえます．物体の各点にかかる重力をすべて合成した力がその物体に加わる合成された重力であり，重心はこの合成された重力の作用線上にある点である，という性質をもっています．

コラム⑦　合成重心

作図をしていると，合成重心が身体の外にはみ出てしまうことがあります．これは誤りではありません．姿勢が変わると体節の相対的な位置関係も変化しますので，それに応じて合成された重心の位置も変化します（図12）．

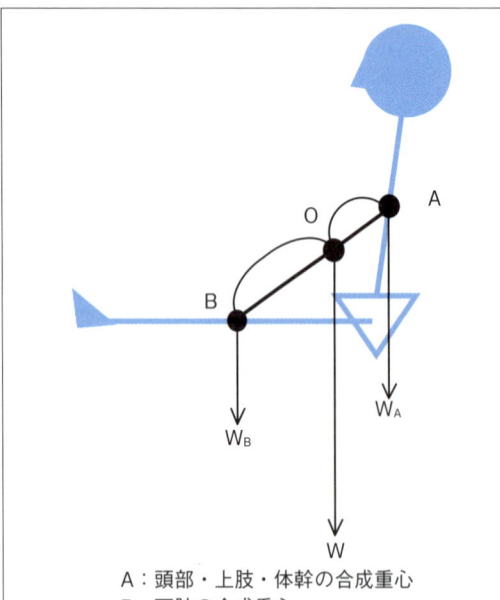

A：頭部・上肢・体幹の合成重心
B：下肢の合成重心
O：体重心
W_A：頭部・上肢・体幹の重量
W_B：下肢の重量
W：体重

図12　合成重心　　（中村・他，2003，文献2）

心と物体との合成重心も同様の手順で求めることができます（コラム⑦）．

3　てこの原理をどういかすの？

実習3

課題1：片足立ちになった人の股関節外転筋群に必要な力Fは何ニュートンになりますか？

課題2：また大腿骨頭にかかる力は何ニュートンになるでしょうか？

ただし，この人の体重は50kgで，1kgの物体には10ニュートンの力がかかるものとします．

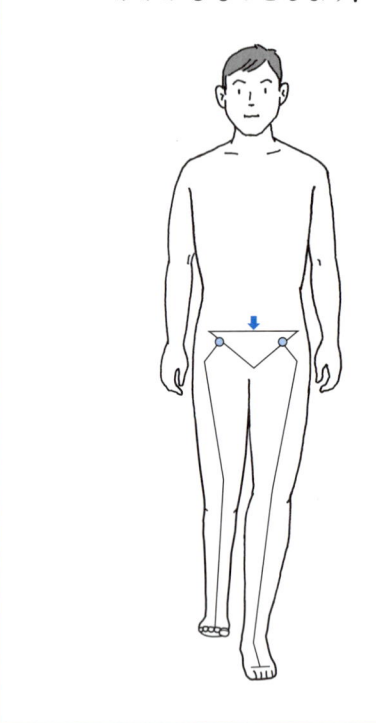

ⓐ てこの原理

身体運動の多くは，筋の収縮によって発揮された筋張力が骨格に伝わり，関節まわりの運動が起こることによって成り立っています．関節運動に関わる力の作用を理解するためには，てこの知識が役に立ちます．

1）支点・力点・荷重点

てこでは**支点・力点・荷重点**という3つの点を

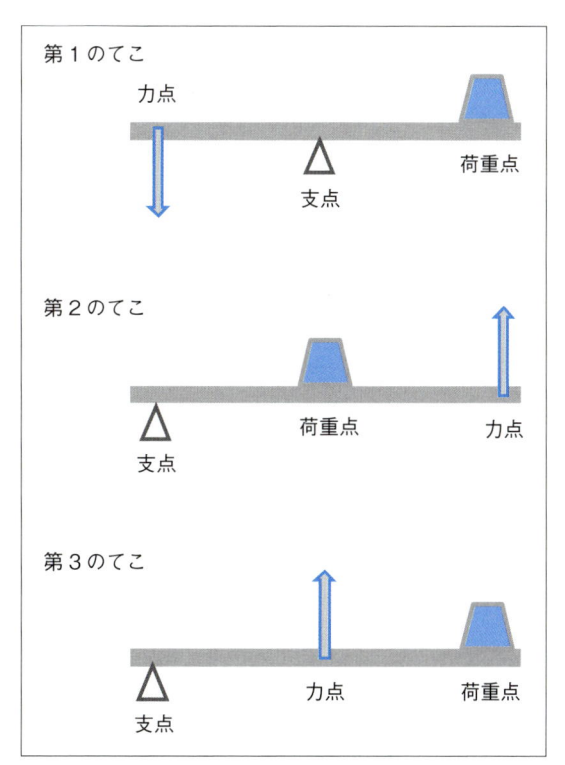

図13 3種類のてこ

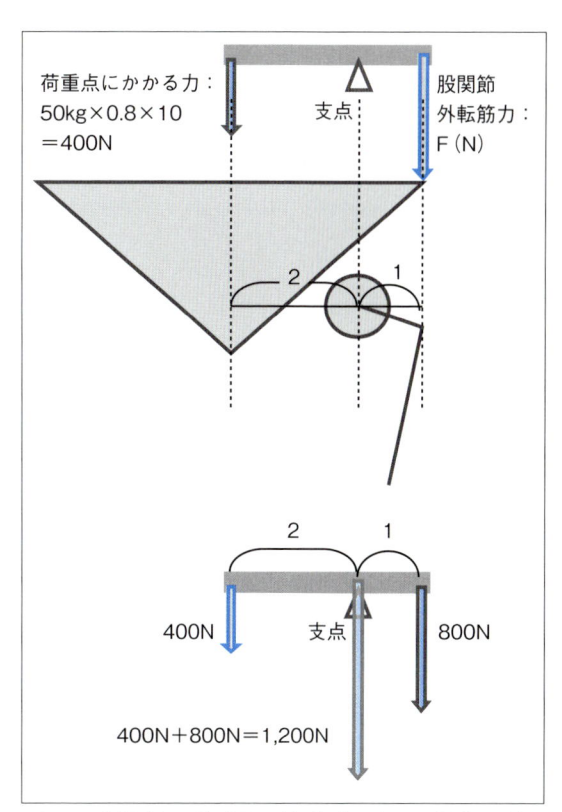

図14 股関節の模式図：体重が50kgの場合の考え方

考えます（図13）．
- 支点：てこを支える点
- 力点：力を加える点
- 荷重点（作用点）：荷重がかかる点

生体内でのてこを考えるときは，支点は関節，力点は筋が骨に付着する部位と仮定します．

2）てこの種類（図13）
①第1のてこ：支点が力点と荷重点の間にあるてこで，安定性に有利なてこです．
②第2のてこ：荷重点が力点と支点の間にあるてこで，力に有利なてこです．
③第3のてこ：力点が支点と荷重点の間にあるてこで，速さに有利なてこです．

b てこのつり合い（図14）

課題2の場合はてこのつり合いを考えます．てこがつり合っているとき，力点にかかるモーメントと荷重点にかかるモーメントは等しくなります．

体重が50kgの人の場合，荷重点に加わる荷重は片側下肢の重量（人体の約20%）を除いた重さになりますので，$50kg×0.8＝40kg$となります．40kgの重さには10をかけて400Nの力がかかります．支点は大腿骨骨頭とし，支点から荷重点までの距離と支点から力点までの距離が2：1である場合，以下の式が成り立ちます．

$$400 (N) × 2 = F (N) × 1$$
$$∴ \ F = 800 (N)$$

したがって求める股関節外転筋群の力は800Nとなります．

では，支点である大腿骨骨頭にかかる力はどのくらいでしょうか？

支点は力点と荷重点にかかる両方の力を受け止めることになりますので，両者の力を合わせて1,200（N）の力がかかることになります．

4 床反力と重力の関係は？

実習4

課題1
　両足立ちで静止している人には重力と床反力が加わっています．このときの重力と床反力の関係について，ベクトルを使って図示してみましょう．

課題2
　また，もしこの人が両足の位置を変えないまま徐々に前方へリーチ動作（図15）を行うと，いつか転倒してしまいます．前方リーチ動作を行うときに，支持基底面と床反力の作用点の関係はどのように変化するでしょうか？

ⓐ 床反力と床反力作用点（COP）

　人が地球上で身体を動かす際に影響を及ぼす力としては，重力，床反力，外部抵抗力，筋張力，摩擦力などがあります．重力については既に述べました．ここでは床反力について考えてみましょう．

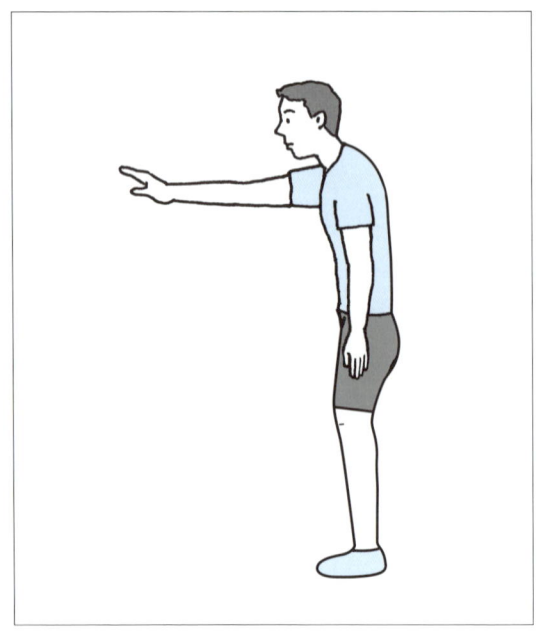

図15　前方リーチ動作

1）床反力

　身体が床と接しているとき，接触している部分には必ず床からの反力が生じます．各部分からの

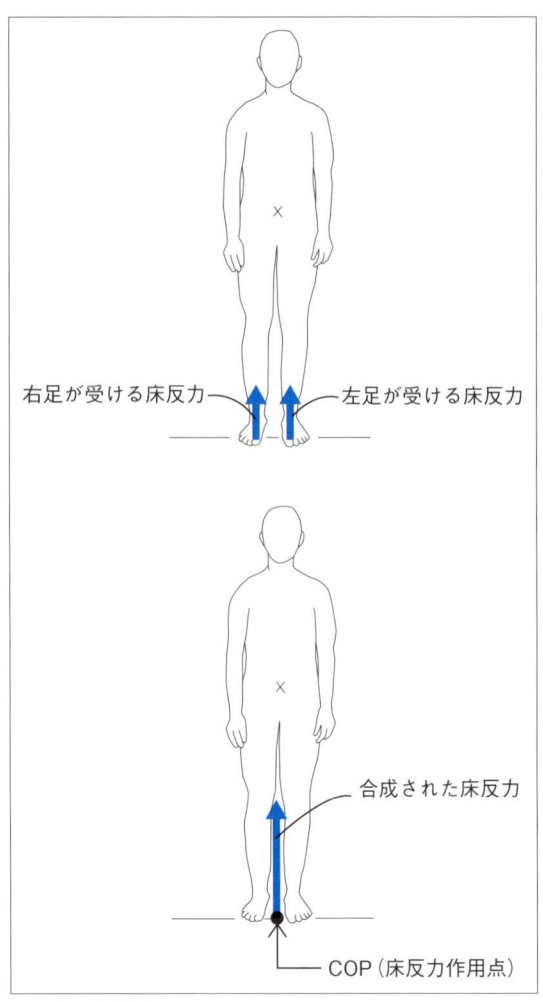

図16　床反力

コラム⑧　床反力は仮想の力

　COP（床反力作用点）は必ずしも床と接触している場所の中にあるわけではありません．例えば両足を肩幅に開いて静止立位をとったときに，床反力を一つに合成すると，COPは両足の間，つまり身体が床面と接していないところにくることがわかります．これは，床反力は実際に身体が床から受ける反力を合成した仮想の力だからです（図16）．

反力は大きさも方向も異なりますが，一つの力に合成することができます．この合成された床からの反力を**床反力**とよびます．床反力は身体が床に及ぼす作用力の反作用ですから，作用力と反対向きに床面から上向きに受ける力になります．床反力は前後・左右・上下の三次元のベクトルで表現されます（**コラム⑧**）．

2) Center of pressure（COP）

床反力をベクトル表示したときに，ベクトルの始点をどこにとればよいか迷うかもしれません．床反力を合成すると方向と大きさは一意に定まりますが，ベクトルの始点をどこに置くかは任意です．通常は，床反力ベクトルの始点が床表面にくるように表示します．このとき，始点の位置を**Center of pressure（COP）**または**床反力作用点**とよびます．

b 重力と床反力の関係

床の上で静止立位をとっている人には重力と床反力が働いています．このとき，重力と床反力は1つの直線上にあり，互いに方向が反対で，同じ大きさになります．すなわち，重力と床反力は互いにその力を打ち消し合うことになり，結果として外から身体に働く力はゼロとなります．逆に言えば，外から身体に働く力がゼロであるために，身体は静止していられる，ともいえます．

c 支持基底面

身体が床に接触している部分とそれに囲まれた面積を支持基底面といいます．杖を使って立っている人の場合は，杖と両足で囲まれる面積が支持基底面となります（**図17**，**コラム⑨**）．

青い線で囲まれた部分が支持基底面である．

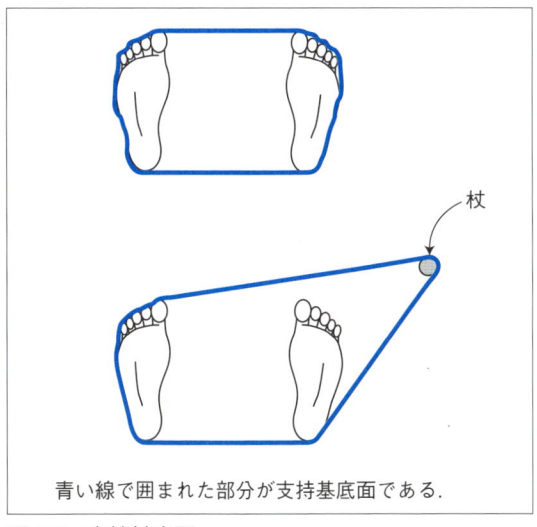

図17 支持基底面

> **コラム⑨ 姿勢の安定・不安定**
>
> 支持基底面の中央付近に COP があるとき，姿勢は安定します．手を前方に伸ばすと COP も支持基底面内の前方に移動します．支持基底面の辺縁に COP が位置するほど姿勢は不安定になります．

III. 筋力と筋持久力

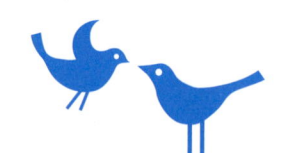

はじめに

理学療法において，「筋力」は非常によく用いられる用語です．では私たちが臨床的に取り扱う「筋力」とは何を表しているのでしょうか？この節では，筋力の測定を通して，最大筋力や筋の収縮様態，筋持久力について学びます．また，筋電図という手法を通して，筋の活動を観察します．私たちの体を動かす重要な力源である筋について，実習を通して理解を深めましょう．

1 筋力の測定はどう行うの？

実習1

課題1：関節角度と随意的最大筋力の関係について，肘関節屈曲運動で調べましょう．

課題2：肘関節屈曲運動を用いて，1回だけ持ち上げられる最大の重さ（1Repetition Maximum：1RM）と10RMをそれぞれ測定しましょう．10RMは1RMの何％に相当するでしょうか？

なお，測定前には十分に被検筋のストレッチなどを行い，ケガをしないように注意しましょう．

実習のヒント
【課題1】
- 関節の肢位を変えることで，主動筋の筋長が変化することを理解しましょう．
- 関節角度の違いによる筋力の変化を調べるために，筋の等尺性収縮筋力を測定してみましょう．

【課題2】
- 10RMが1RMの1/10にならないのはなぜでしょう？
- 10RMを測定する際に，試行間の時間間隔を変えると，10RMの値が変化するでしょうか？

a 筋力

1）筋張力

筋線維（アクチンとミオシン）がATP（アデノシン三リン酸）のエネルギーを利用して筋節を短縮させる働きを筋収縮といい，筋収縮によって生じる張力を**筋張力**とよびます．この詳しいメカニズムは生理学の参考書を参照してください．

2）臨床的に扱う「筋力」

私たちが臨床的に測定する筋力は筋張力そのものではありません．筋の収縮によって発揮された張力は，その筋が付着する骨を関節の運動軸のまわりを回転させる力として作用します．すなわち，私たちが臨床で扱う筋力とは，人の随意的な筋収縮の結果発揮された筋張力が，関節構成体の硬さや粘性などの影響を受けながら，いくつかの生体内のてこや滑車を介して生成する**関節トルク**であるといえます（図18）．

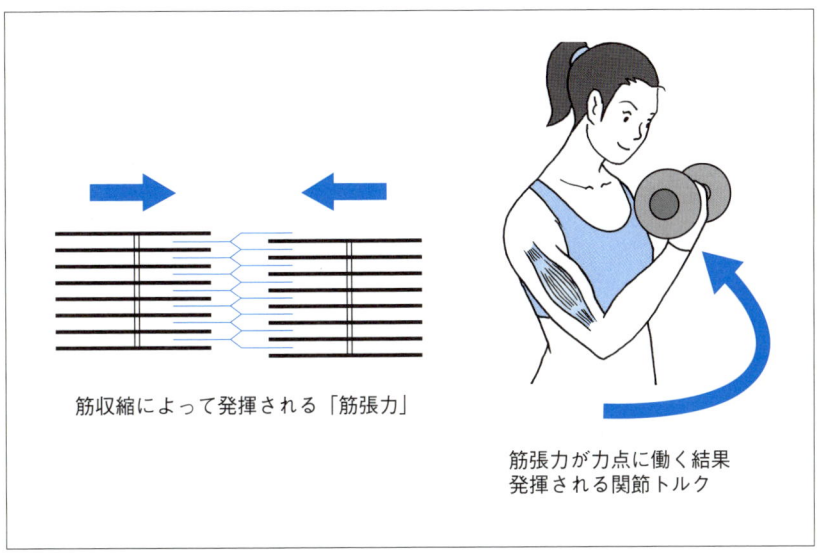

図18 「筋力」とは…？

b 等尺性収縮と等張性収縮

1）等尺性収縮

筋が収縮しても筋長に変化がない状態を**等尺性収縮**といいます．静止性収縮，静的収縮とよばれることもあります．

2）等張性収縮

筋張力が変化せずに収縮する状態を**等張性収縮**といいます．筋が短縮する場合もあれば伸長する場合もあります．

c 関節角度と関節トルク

同じ程度の随意的努力下での運動であっても，関節角度が変わると発揮される関節トルクは変化します．その要因としては以下の2つが考えられます．

①関節角度の変化に伴って筋力が作用する点（力点）までのモーメントアームの距離が変化するため関節トルクが変化すること（**図19**）

②関節角度の変化に伴って筋長が変化することにより，発揮される筋張力が変化すること（**図20**）

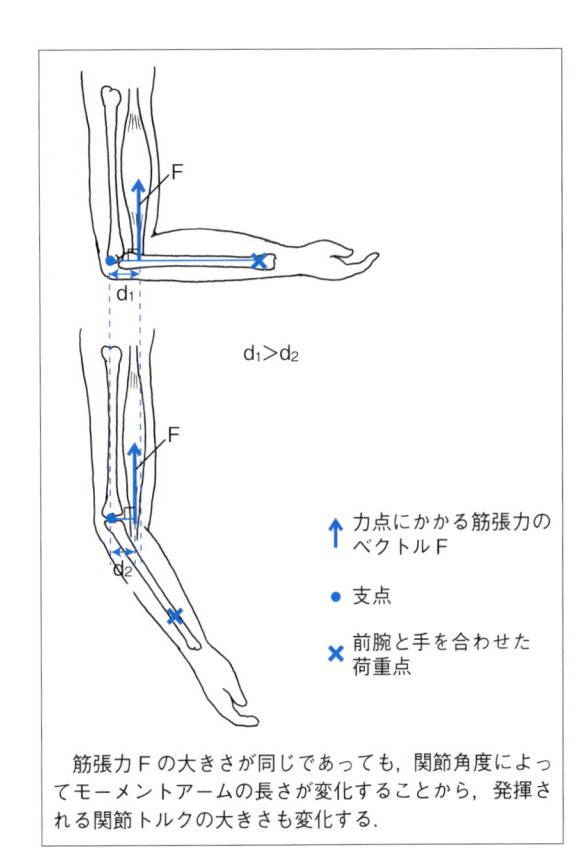

↑ 力点にかかる筋張力のベクトルF
● 支点
× 前腕と手を合わせた荷重点

筋張力Fの大きさが同じであっても，関節角度によってモーメントアームの長さが変化することから，発揮される関節トルクの大きさも変化する．

図19　関節角度と関節トルク

d 最大反復回数（RM）

単一の関節運動において，ある重さの抵抗に抗して何回運動を行うことができるか，を表すのが最大反復回数（Repetition Maximum：RM）です．例えば，10RMは「10回は反復して持ち上げられるが11回は持ち上げられない」抵抗量を表します．1RMは1回だけ持ち上げられる抵抗量で，この値を用いて最大筋力を表すことがあります．

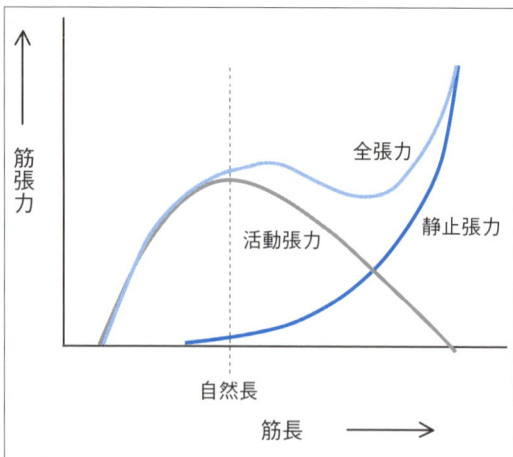

自然長は活動張力が最も大きくなる時の筋長
全張力＝活動張力＋静止張力

関節角度の変化に伴って筋長が変化することにより，発揮される筋張力も変化する．

図20　筋長と筋張力の関係

2　遠心性収縮と求心性収縮で筋力測定に違いはあるの？

実習2

> 課題：トルクマシンを使って関節運動速度を変えて膝関節伸展筋力を測定してみましょう．関節運動速度と発揮される筋力の間にはどのような関係があるでしょうか？

実習のヒント

筋の収縮速度と関節運動速度は異なる概念であることを理解しましょう．

トルクマシンでの測定では，当該の関節の運動軸とダイナモメータの中心軸をできるだけ一致させます（コラム⑩）．また，測定結果の再現性を高めるためには，パッドの取り付け位置が同じところにくるように設定する必要があります．

算出された数値データだけを見るのではなく，トルク曲線をよく観察しましょう．

コラム⑩　筋力測定のポイント

筋力を数値として取り出すには，ばね秤やハンドヘルドダイナモメータ，トルクマシンなどを利用することができます．いずれの道具を使う場合でも，かならず較正（キャリブレーション）をとってから測定するようにしましょう．

コラム⑪　等運動性（isokinetic）と等速性（isovelocity）

等運動性エクササイズ（isokinetic exercise）という言葉が使われることがあります．この用語は運動速度が一定の運動という意味で用いられることが多いのですが，バイオメカニクスの分野では等運動性というと「同じ力またはトルク」を発生するという意味になります．そのため，運動速度（関節まわりの運動の場合は角速度）が一定の運動という意味で等速性という言葉が用いられるようになってきました．しかし，参考書によってはisokineticを等速性と言い換えていることもあります．

ⓐ 等速性運動

関節運動の角速度を一定にした運動を**等速性運動**とよびます．これは，外部抵抗により筋張力が変化しても関節運動の速度が一定に保たれている運動です．等速度という言葉から筋長の時間変化が一定と誤解されがちですが，筋長の変化が一定速度で起こっているという意味ではありません（コラム⑪）．

ⓑ 角速度

時間あたりの角度の変位量を角速度（deg/secまたはrad/sec）といいます．関節の運動軸周りの回転運動の速度を表す場合は角速度を用います．

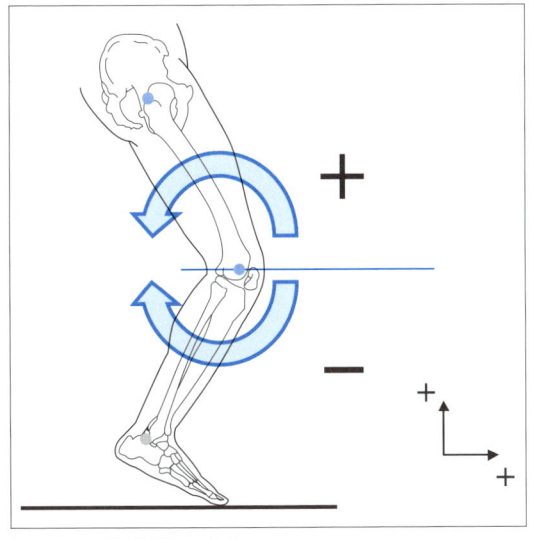

図 21　回転運動の方向

コラム⑫　ジュースを飲む場合

例えばジュースを飲む場合に，コップを口元へ運ぶときの肘関節屈筋群は求心性収縮をしています．逆に，コップを口元から離して下に降ろすとき，肘関節屈筋群は収縮していますが筋長が伸びる方向に運動が生じています．すなわち，遠心性収縮をしているのです．このときの負荷はコップとジュース，そしてそれを持つ前腕と手にかかる重力になります（図 22）．

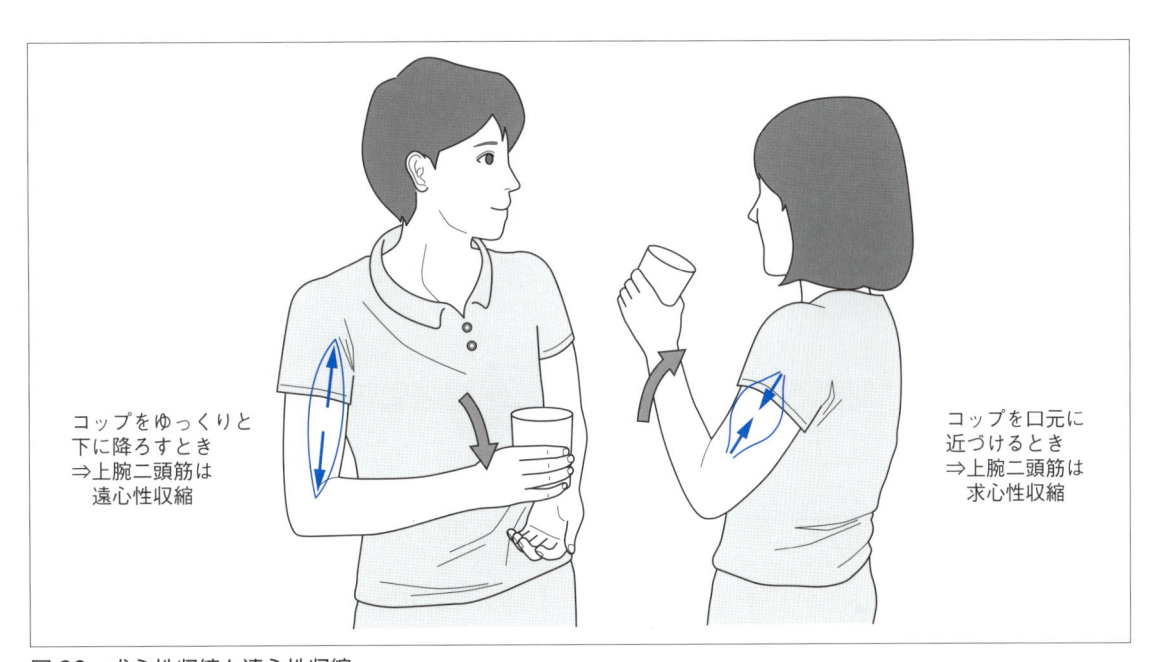

コップをゆっくりと下に降ろすとき
⇒上腕二頭筋は遠心性収縮

コップを口元に近づけるとき
⇒上腕二頭筋は求心性収縮

図 22　求心性収縮と遠心性収縮

「速度」という言葉は方向をもっています．バイオメカニクスでは中心軸周りを回転する運動を考えるときに，反時計回りの運動をプラス，時計回りの運動をマイナスで表します（図 21）．

ⓒ 求心性収縮と遠心性収縮

筋が負荷あるいは抵抗に打ち勝って，短縮しながら張力を発揮しているときの収縮様態を**求心性収縮**とよびます．

筋が収縮して張力を発揮していても，負荷や抵抗が筋張力よりも大きい場合，筋は伸びていきます．このときの筋の収縮様態を**遠心性収縮**とよびます（コラム⑫）．

ⓓ トルクマシンで得られる測定値

トルクマシンで計測を行うと，いろいろな計測パラメータが算出されます．

1）最大トルク（Nm）

計測されたトルクカーブのピークが示す最も高いトルク値のことで，ピークトルクともいいます

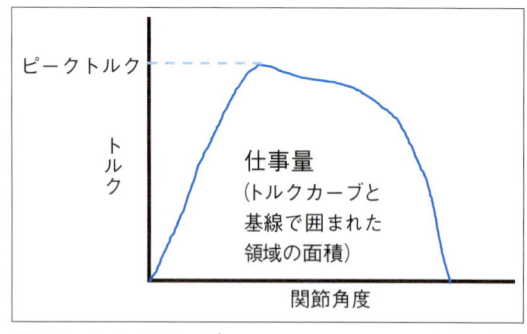

図 23　トルクカーブ

(図 23).

2）最大仕事量（J）
　複数回の反復した計測のなかで得られた，最大の 1 回の仕事量のこと．

3）平均パワー（W）
　単位時間当たりの筋パワーを平均パワー（W）といいます．平均パワーは，仕事量（J）をその仕事に費やした時間（s）で除して求めることができます．同じ仕事量でも，時間をかけてゆっくりと行った場合は平均パワーは小さくなり，短い時間で行った場合は平均パワーが大きくなります．

3　筋持久力とは何だろう？

実習 3

課題
　人差し指の指先に 100g の錘を吊るし，1Hz で指全体の屈曲運動を行い，全可動域にわたって屈曲運動が可能な回数を測定しましょう．また 0.5Hz，2Hz と運動の速さを変えて比較しましょう．反復可能な回数は変化するでしょうか？

a 筋持久力

　筋の機能を評価する際に，一回の収縮でどれくらいの張力が発揮できるか（最大筋力），という見方もありますが，筋が収縮によって張力を発揮することをどれくらい持続できるかという見方もあります．これを**筋持久力**とよんでいます．

　筋持久力には，どれくらいの時間続けてその張力を維持できるかをみる**静的持久力**と，一定レベルの筋張力を維持したまま何回くらい反復して筋収縮を行うことができるかをみる**動的持久力**があります．

b 筋疲労

　これくらいの力を出したいと企図した力に対して，実際に発揮される筋力が低下している場合に，筋疲労が生じた，と感じます．随意運動を生じさせるための命令は，大脳皮質運動野から脊髄を下降する皮質脊髄路を経由して脊髄前角にある運動ニューロンに伝達され，さらに神経筋接合部を介して筋線維に伝わり，骨格筋を収縮させます．発揮筋力の低下，すなわち筋疲労はこれらの過程のさまざまなレベルで発生する可能性があります．加えて，筋収縮に必要なエネルギー産生の機構の疲労や，乳酸などの代謝産物の処理機能の疲労なども，発揮される筋力の低下につながります．詳しいメカニズムについては運動生理学の参考書で学習しましょう．

4　筋電図の計測はどうするの？

実習 4

課題
　立位で肘関節を 90 度に屈曲した状態から肘伸展運動を行う際の上腕二頭筋と上腕三頭筋の筋活動パターンについて表面筋電図を用いて調べましょう．肘伸展運動は以下の 3 通りのパターンで行い，筋活動パターンを比較しましょう．
　①できるだけ素早く肘を伸展させる（Ballistic movement：バリスティック運動）
　②できるだけゆっくりと肘を伸展させる（ramp movement：ランプ運動）
　③腕の力を抜いて前腕を自然に落下させる（free fall：自由落下運動）

実習のヒント

- 3種類の運動はいずれも「肘関節を伸展させる」という関節運動ですが，筋の収縮様態には違いがあります．①のバリスティック運動では肘関節伸展筋が主動筋になりますが，②のランプ運動では肘関節屈曲筋の遠心性収縮によってブレーキをかける働きが重要になります．
- 電極貼り付け位置の決定や皮膚処理は測定結果に大きく影響します．同じ運動課題であっても電極貼り付け位置によって測定波形はどのように変化するか，皮膚処理を行わない場合と行った場合では違いはあるか，などを実際に確認するとよいでしょう．

ⓐ 筋電図

- **筋電図**（Electromyography）とは，**筋電位**（Myo-Electric potential）を記録したものです．
- 1つのα運動ニューロンとそれに支配される筋線維群をまとめて**運動単位**（motor unit：MU）とよびます．同じ運動単位に属する筋線維群は活動する際に1つの単位として機能します．
- 脊髄前角細胞にあるα運動ニューロンの興奮が**神経筋接合部**に伝わると，神経終末から神経伝達物質（アセチルコリン）が放出されて筋線維膜上の脱分極が生じ，その結果筋収縮が起こって筋張力が発生します．
- この一連の過程で発生する電位の変化が筋電位であり，特に個々の運動単位が発生する電位を強調して**運動単位活動電位**（motor unit action potential：MUAP）とよぶこともあります．

ⓑ 筋電図の計測法

1) 筋電図計測に必要なシステム（図24）

筋電図の計測に必要なシステムは，電極（図25），増幅器，記録器，モニタです．動作中の筋電図を計測する場合は，増幅器と記録器・モニタの間がケーブルでつながれていると動きが制限されます．そのため，小型のテレメータを使用して，無線で接続することによって身体の動きに対する制約をできるだけ少なくすることができます．

2) 針筋電図

- 筋に針電極を刺入して筋線維に伝わる電気信号を計測する方法です．
- 特定の筋線維や運動単位の活動を調べるような，比較的限局された範囲での情報を得ることを目的とすることから，臨床検査などで用いられます．
- 針電極を筋に刺したまま運動すると，筋収縮に伴って痛みを生じるなどの問題が生じます．したがって，運動時の筋活動を測定するためには針電極による筋電図測定は適していません．

3) 表面筋電図

- 皮膚表面に電極を貼り付けて，筋の活動電位を計測する非侵襲的な方法です（**コラム⑬**）．
- 表面筋電図で記録される電位変化は，多くの運動単位の活動電位が時間的・空間的に加算されたものを反映しています．

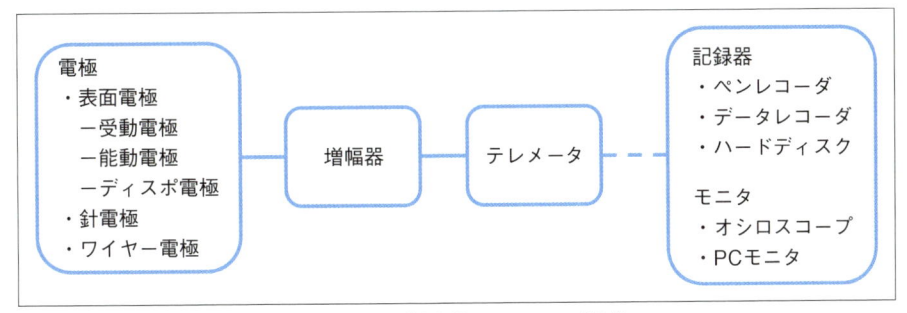

```
電極                                                   記録器
・表面電極                                              ・ペンレコーダ
  －受動電極                                            ・データレコーダ
  －能動電極      →  増幅器  →  テレメータ  - - →      ・ハードディスク
  －ディスポ電極
・針電極                                                モニタ
・ワイヤー電極                                          ・オシロスコープ
                                                       ・PCモニタ
```

図24 動作解析のための筋電図計測の基本的なシステム構成

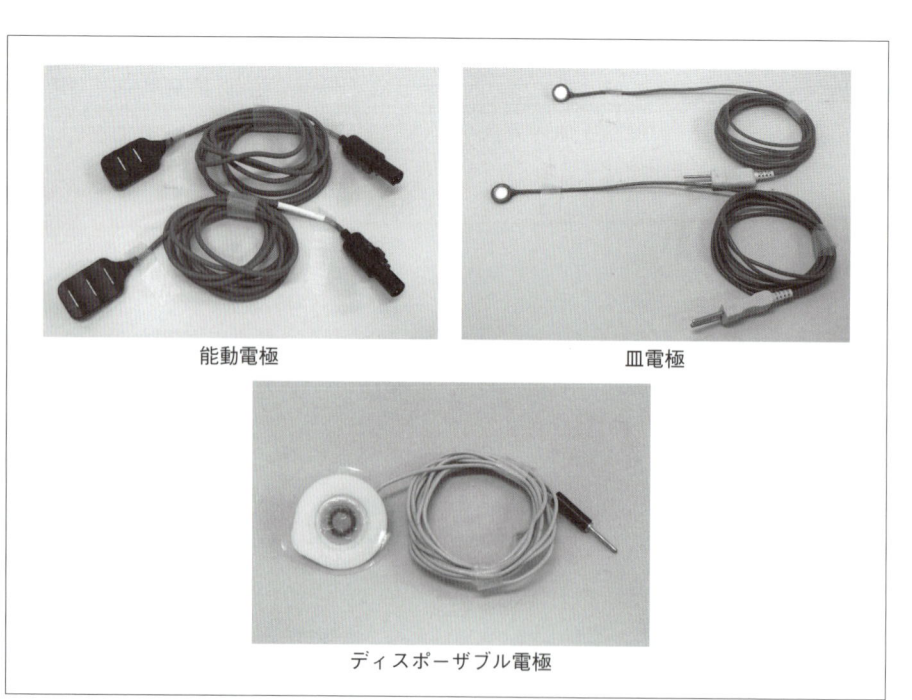

図25　電極の種類

コラム⑬　ワイヤー電極

表面電極による測定では，深層筋の活動をとらえることは難しく，また，小さな筋の活動を個々に分離して記録することには向いていません．このような目的の場合は，針電極よりも直径が細い（直径 30μ 前後）ワイヤー電極を用いた測定が適しています．ワイヤー電極は非常に細いので，筋収縮に伴う痛みをほとんど生じないといわれています．

・表面筋電図で評価できるのは，筋張力の変化による活動運動単位数の増減，筋疲労による神経活動電位の伝播速度の変化およびその原因，などであるといわれています（De Luca Cj, 1997）．

c　計測の準備

実際に計測を行う前に，いくつか決めておかなければならないことがあります．

①測定に用いる運動・動作の課題と測定対象となる筋
②動きの記録方法（関節角度計，ビデオなど）
③動きの記録と筋電図の同期方法
④筋電図の正規化の方法（100% MVC 法，最大 M 波法，課題間比較法など）
⑤得られた測定データの処理方法
・定性的：量的な分析は行わず，筋活動がみられたかどうかをみる．
・定量的：整流化，平均振幅（自乗平均平方根，整流平滑化），積分処理，加算平均処理などの方法がある．

d　計測の実際

①電極（関電極，アース用電極）の貼り付け位置を決定し，皮膚処理（剃毛，皮膚の脂質・角質の除去）をします．アース用電極は電位変化の少ない骨突出部に貼ります．
②電極を貼り付け，運動によって位置がずれないよう固定します．また体の動きによってリード線が引っ張られたり，逆にリード線によって体の動きが制限されたりすることのないよう，リード線を束ねて固定するなどの処理をします．

a.

200msec

b.

50msec

c.

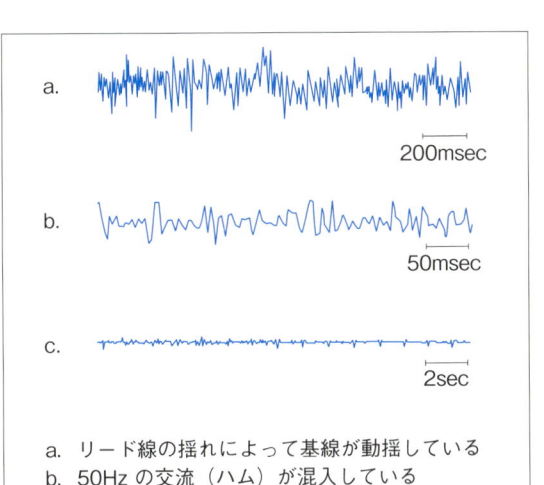

2sec

a. リード線の揺れによって基線が動揺している
b. 50Hzの交流（ハム）が混入している
c. 心電図が混入している

図26　筋電図波形にみられる雑音

（中村・他，2004，文献3，P59より改変）

コラム⑭　S/N比

増幅器に入力される信号には，生体由来の信号（S；Signal）と雑音（N；Noize）が含まれています．ターゲットとする生体信号のみを取り出すことができればよいのですが，増幅器には，生体信号と雑音を見分ける能力がないので，雑音も同じく増幅されてしまい，時には生体信号が雑音に埋もれてしまうこともあります．取り出された信号のうち，雑音に対する生体信号の比をS/N比とよびます．S/N比が大きくなると生体信号が相対的に多く雑音が少ないということを示しています．

③増幅器の設定（感度，時定数，フィルタ）を行います．

・**感度**：ゲインともいい，入力された信号に対して出力される信号が何倍になるか，という比で表します．体表で観測されるのはごくわずかな電位の変化ですので，それらを増幅して観察しやすいように設定します．1mVの振幅が1cmになるような大きさが目安となりますが，観察条件に応じて調整しましょう．

・**時定数**：回路の応答の速さを表す一つの指標で，大きくなるほど回路の応答が遅くなり，小さくなるほど回路の応答が速くなります．時定数の設定によって増幅する周波数帯域の下限周波数が決まります．すなわち，時定数を大きな値に設定すると回路応答が遅くなるため，低域周波数を拾うことができなくなります．一般的に表面筋電図の周波数帯域は5～500Hzといわれていますので，この帯域の周波数を拾うことができるように，標準的には時定数は0.03sに設定されます．

時定数τ（s）から周波数fc（Hz）への変換はfc＝$1/(2\pi\tau)$で与えられます．すなわち，時定数を小さくするほど周波数帯域の下限周波数は高くなり，時定数を大きくするほど下限周波数は低くなります．

・フィルタ：**ローパスフィルタ**（高域遮断フィルタ，ハイカット）とは，ロー（低域）をパス（通す）するフィルタ，すなわち高域周波数を遮断するフィルタです．標準的には1,000Hz以上に設定します．**ハイパスフィルタ**（低域遮断フィルタ，ローカット）は低域周波数を遮断するフィルタですが，この機能がなくても前述の時定数の設定により遮断する低域周波数を設定できます．

4）**校正値**の記録を行います．あらかじめ電位がわかっている振幅を記録しておくことで，筋電位振幅の絶対値を計算したり比較したりできるようにします．測定中に感度を変えた場合は校正値も記録し直しておく必要があります．

5）モニタ，記録器の設定を行います．何度か電極を貼り付けた筋の等尺性最大収縮を行わせ，波形の振幅が振り切れていないかを確認し，必要に応じて調整します．

6）**雑音（ノイズ）** をできるだけ除去し，観察したい筋電位波形を取りだすようにします．雑音で多いのは，商用電源などの交流による雑音（ハム），リード線の揺れに伴う基線の動揺，心電図の混入などです（図26，コラム⑭）．

Ⅳ. 姿勢

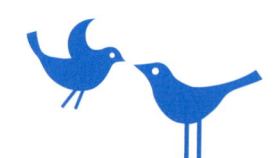

> **はじめに**
>
> 普段の生活で私たちが何気なくとっている姿勢ですが，それぞれの姿勢はどのように言い表すことができるでしょうか？また，「良い姿勢」と「悪い姿勢」はどのように違うのでしょうか？この節では人の姿勢についての表現や分析方法について実習します．さらに，人をはじめ動物にはバランスよく姿勢を保つためのさまざまな反射や反応が備わっています．安定したバランスを保つための機構についても実習を通して学びましょう．

1 姿勢の記載はどうするの？

実習1

> **課題**：何人かでグループになり，互いの立位姿勢を観察しましょう．リラックスした基本的立位姿勢と「気を付け」のような緊張した立位姿勢とでは前後アライメントはどのように変わるでしょうか．また，片側上肢を90度外転させた立位と基本的立位姿勢では左右アライメントはどのように変わるでしょうか．

実習のヒント

- 観察の目安として，糸の先に錘を吊るしたものを用意し，それが被験者の後頭隆起に一致するように位置させると，アライメントのずれがわかりやすくなります（図27）．
- アライメントの観察において目安となる指標がわかりやすい服装で実習しましょう．

ⓐ 体位と構え

運動学では体位と構えというとらえ方から姿勢を表現します（コラム⑮）．

体位：身体の面や軸と重力方向の関係を示します．
　例）背臥位，側臥位，座位，立位など

構え：頭部，体幹と四肢の各体節との相対的な位置関係を表します．
　例）上肢90度外転位，体幹30度前屈位，

> **コラム⑮　無重力空間で「背臥位」は可能か？**
>
> 私たちは普段，地球上で重力がかかっているなかで生活をしていますので，自然と「上」がどちらで「下」がどちらか，ということがわかります．ですから，「床に横たわって背中を下に，顔を上に向けた状態」を背臥位と名付けることができます．では，もし私達が宇宙にいたらどうでしょうか？空間の中で背臥位と同じ肢位をとっても，それが上を向いているか下を向いているかは重力がないので決められません．このように，体位という概念は重力の存在と密接に関係しているのです（図28）．

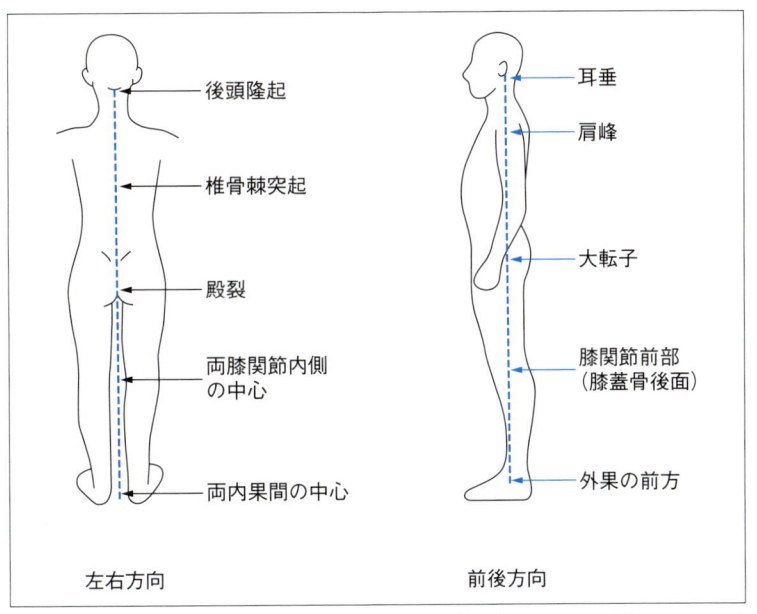

図27 理想的なアライメント　　　（中村・他，2003，文献2，P336）

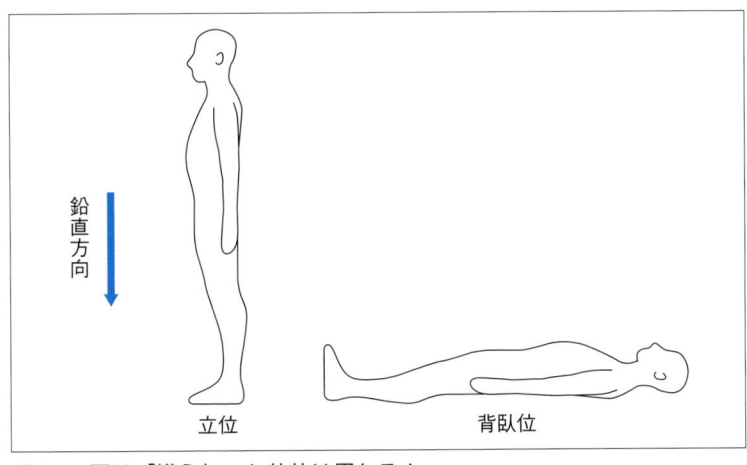

図28 同じ「構え」でも体位は異なる！

b アライメント

アライメント（alignment） は姿勢の評価の手掛かりとなる概念で，各体節の並びを意味しています．アライメントをみるときにはそれぞれの体節にある解剖学的指標を目安に，その並びをみます．立位姿勢の評価をする際は，前後のアライメントをみるためには側方から，左右のアライメントをみるためには後方（または前方）から観察します（図27）．

①前後方向のアライメントをみる際に用いる解剖学的指標

　　耳垂（または乳様突起）－肩峰－大転子－膝関節中心のやや前方－外果前方

②左右方向のアライメントをみる際に用いる解剖学的指標

　　後頭隆起－椎骨棘突起－殿裂－両膝関節内側の間の中心－両内果の間の中心

2 立位姿勢の変化とバランスは？

実習2

> 課題：重心動揺計または床反力計に乗って，以下の姿勢をとり，COP（p.76〜77参照）の動揺が姿勢によって変化するかどうかを調べましょう．また，それぞれの姿勢で開眼している場合と閉眼している場合でCOPの動揺に影響があるかを調べましょう．
> ①両足揃え立位
> ②両足前後揃え立位
> ③片脚立位

実習のヒント

- 上肢によるバランス反応を許すか，制限するかでCOPの動揺に影響が出ます．上肢の条件をどうするかを検討しておきましょう．
- 測定時間をあまり短くすると条件間の差異がわかりにくいかもしれません．どれくらいの測定時間が適当かを検討しましょう．
- 姿勢を一定に保つために，被検者の前方に指標を提示し，開眼条件では指標を注視させ，閉眼条件では指標を注視させた状態で閉眼させるとよいでしょう．
- COPの動揺を示す指標にはCOPの累積移動距離の他にどのようなものがあるでしょうか？

3 立ち直り反射と平衡反応は？

実習3

> 課題：バランスボードの上で，①座位，②四つ這い位，③立位をとり，バランスボードを傾斜させたときにどのような姿勢の変化が生じるかを観察しましょう（**図29**）．どの部位にどのような反射・反応がみられますか？

実習のヒント

- 十分に安全を確認したうえで，バランスボードを傾ける速さを変えて，反応に変化がみられるかを確かめましょう．
- どちらに傾けるかをあらかじめ被験者に伝えておいた場合と，何も伝えずに傾けた場合では反応に違いはあるでしょうか？
- 上肢の運動を制限した場合と制限しない場合では他の部位のどこに反応の違いが生じるでしょうか？

ⓐ 姿勢反射

体を自ら動かしたり，あるいは他動的に動かされたりしたときに，姿勢を保持するように出現する反射的な肢位の変化あるいは動きを**姿勢反射**といいます．

なぜこのような反射が必要なのでしょうか？私たちは重力の支配のなかで生活しています．重力に抗して座位や立位などの姿勢を保持するためには，非常に多くの筋群が持続的かつ反射的な運動が協調的に働くことが必要です．また単に姿勢を静的に保持するだけではなく，歩いたり，手を伸ばして物を取ったり，ボールを蹴ったりするときにも，転倒することなく目的を達成するために多くの姿勢反射機構が働きます．また，さまざまな姿勢の変化によらず，外界からの視覚刺激をとらえやすいように頭をしっかりと持ち上げまっすぐに位置させる必要があります．姿勢反射は普段の生活のなかではほとんど意識されることがありませんが，私たちの生活におけるさまざまな姿勢の調節に寄与しているのです．

ⓑ 姿勢反射を誘発する刺激

反射は何らかの刺激に対する一連の定型的な反応を意味する言葉です．姿勢反射を誘発する刺激

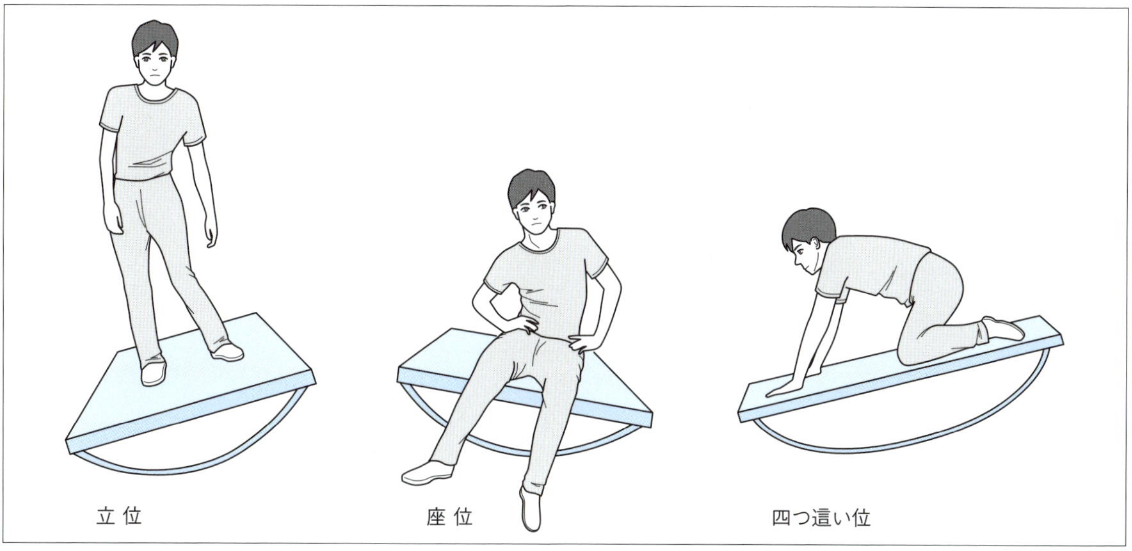

図29 立ち直り反応

　　立位　　　　　座位　　　　　四つ這い位

には以下のようなものがあります．
　①視覚
　②前庭感覚（迷路感覚）
　③固有感覚

c 原始反射

出生後に出現し，発達に伴って観察されなくなる反射を原始反射といいます．反射によって出現する時期や観察されなくなる時期が異なるため，発達段階の評価に用いられることがあります．以下のようなものがあります．
　①陽性支持反応
　②把握反射（手掌・足底）
　③緊張性迷路反射
　④非対称性緊張性頸反射
　⑤モロー反射
　⑥対称性緊張性頸反射

d 立ち直り反応（立ち直り反射）

空間内で頭頂部を天に向け，顔面が重力方向と一致している直立姿勢を保つように体位を取り直すために働く一連の反射群を立ち直り反応といいます（コラム⑯）．立ち直り反応は生後に出現し，生涯持続します．大きく以下の4種類に分けられます．
　①視覚性立ち直り反応：視覚情報を利用して空間において頭部を口裂が水平になるような位置に保とうとする反応をいいます．前庭感覚入力が遮断されていても視覚入力が保たれていれば出現します．
　②迷路性立ち直り反応：目隠しをしても前庭覚が保たれていれば，やはり空間において頭部を口裂が水平になるような位置に保とうとする反応がみられます．これを迷路性立ち直り反応といいます．
　③頸部から起こり体幹に働く立ち直り反応：頸部と体幹のねじれを元に戻すように頸部，胸部，腰部の順に体幹に働く反応をいいます．
　④身体から起こり身体に働く立ち直り反応：視覚入力も前庭感覚入力も遮断された状態で体表面に加わる刺激が非対称である場合に（た

> **コラム⑯　立ち直り反射？立ち直り反応？**
>
> 参考書によって「立ち直り反射（righting reflex）」という言葉を使っているものと，「立ち直り反応（righting reaction）」という言葉を使っているものがあります．いずれも同じ現象を言い表しているものですが，反射と反応の違いについての明確な定義はいまのところ示されていません．

とえば床の上に側臥位になった場合），刺激が加わっていない側に頭部を持ち上げる反応をいいます．

e バランス保持にかかわる反応

座位や立位においてバランスが崩れたときに転倒しないよう姿勢を立て直そうとして生じる反応をいいます．平衡反応も生後しばらくして出現し，生涯持続します．以下のようなものが含まれます．
　①パラシュート反応
　②傾斜反応
　③立位平衡反応（防御反応）
　④踏み直り反応

V. 歩行

> **はじめに**
>
> 日常生活動作のなかで「移動」に関するトレーニングを主に扱う理学療法の臨床場面で，最も多く取り組む運動課題は歩行かもしれません．この節では，歩行の観察と分析方法について学びます．いわゆる正常歩行について学ぶことは，さまざまな疾患に特徴的な歩行障害についての分析にも役立ちます．また，なんら疾患がなくても，年齢や性別，体格などによって歩容は変わります．このように正常歩行にもいろいろなバリエーションがあることを知ることもまた重要です．

1 歩行分析はどうやって行うの？

実習1

> 課題：数名で一つのグループを作り，互いの歩行を観察しましょう．それぞれの歩行を観察する際に，一歩行周期をいくつかの相に分けて，それぞれの相における特徴を抽出して記述してみましょう．

ⓐ 歩幅

一側の足が接地し，次に他方の足が接地するまでの距離を**歩幅（step length）**といいます．一歩の距離が歩幅になります．歩幅の測定の際には，一側の踵から他側の踵まで，あるいは一側の足尖から他側の足尖まで，というように測定します（図30）．

ⓑ 重複歩

一側の足が接地し，次に同じ側の足が再び接地するまでの動作を**重複歩（stride）**といいます．重複歩距離を測定する際は，歩幅と同様に踵から踵まで，というように同じ指標を用いて計測します（図30）．

ⓒ 歩行周期

一回の重複歩で行われる一連の周期的動作を**歩行周期**といいます（**図31**）．歩行周期は足が接地している**立脚相**と足が地面から離れている**遊脚相**に分けられます．立脚相と遊脚相の移行期には，両足が同時に接地している**両脚支持期**があります（**コラム⑰**）．

一歩行周期はさらにいくつかの期に分けられます．ここでは，従来から用いられてきた用語による期分けと，ランチョ・ロス・アミゴス式による期分けの両方を示します（**表1，図32，33**）．

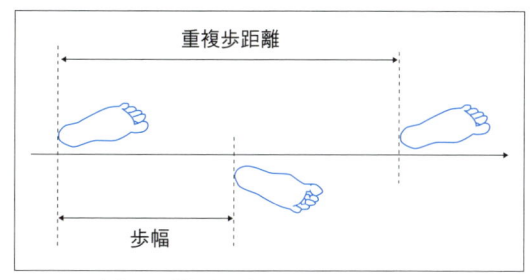

図30 歩幅と重複歩距離

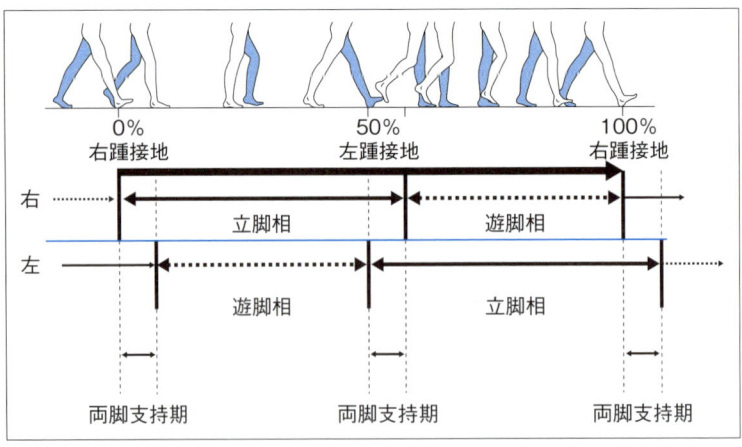

図31 一歩行周期　　　　　　　　（中村・他，2003，文献2，P365 より改変）

表1　歩行周期の期分け

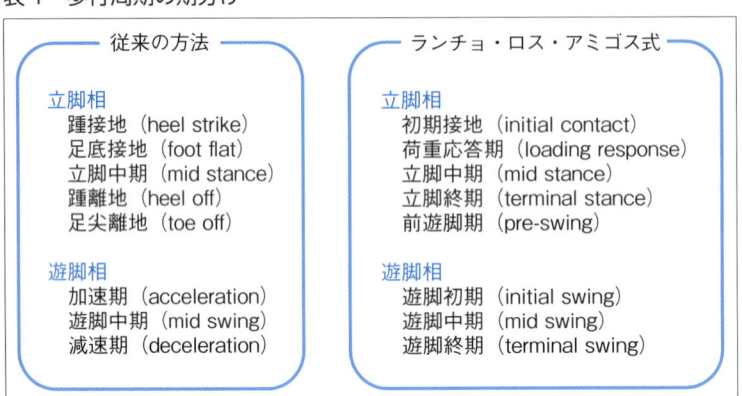

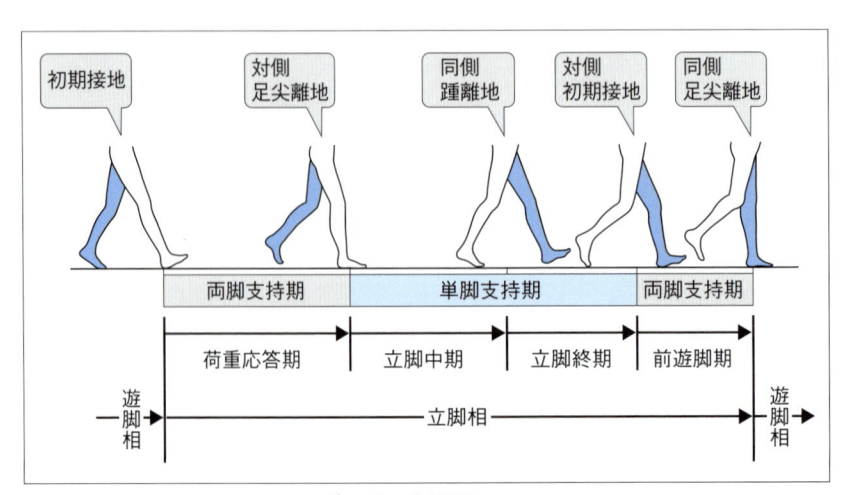

従来の方法	ランチョ・ロス・アミゴス式
立脚相 　踵接地（heel strike） 　足底接地（foot flat） 　立脚中期（mid stance） 　踵離地（heel off） 　足尖離地（toe off） **遊脚相** 　加速期（acceleration） 　遊脚中期（mid swing） 　減速期（deceleration）	**立脚相** 　初期接地（initial contact） 　荷重応答期（loading response） 　立脚中期（mid stance） 　立脚終期（terminal stance） 　前遊脚期（pre-swing） **遊脚相** 　遊脚初期（initial swing） 　遊脚中期（mid swing） 　遊脚終期（terminal swing）

図32　ランチョ・ロス・アミゴス式　立脚相

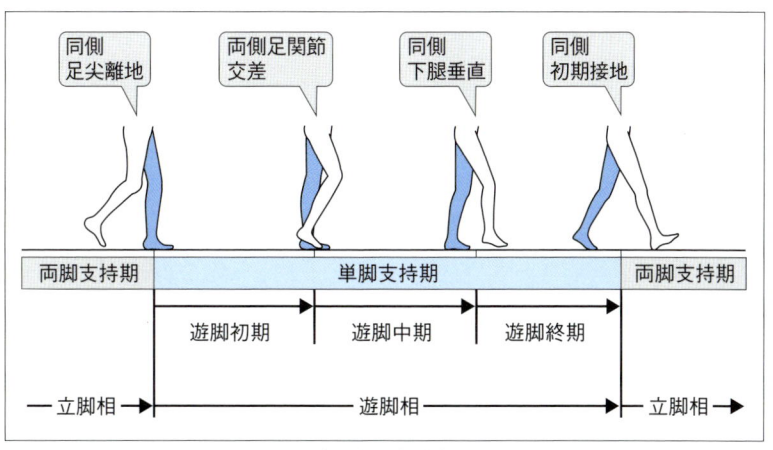

図33 ランチョ・ロス・アミゴス式 遊脚相

（図中ラベル：同側足尖離地／両側足関節交差／同側下腿垂直／同側初期接地／両脚支持期／単脚支持期／両脚支持期／遊脚初期／遊脚中期／遊脚終期／立脚相／遊脚相／立脚相）

コラム⑰ 踵接地がないときはどうする？

脳卒中片麻痺の患者さんでは，しばしば立脚相の始まりで踵接地ではなく足の外側から接地する歩き方がみられます．また，人によっては遊脚相における下肢の振りの加速や減速が明確でない場合もあります．従来用いていた用語では記述しづらいこれらの場合にも対応できるように，ランチョ・ロス・アミゴス式では用語の定義がなされています．実際に自分でも歩いてみて，どの期にどのような運動が起きているかを理解しましょう．

2 歩行率と歩行比はどう測定するの？

実習2

課題：10mの歩行路を設定して，歩行速度を遅く，普通，速くと変化させて被検者に歩いてもらいましょう．その時の歩数とかかった時間から，①歩幅，②歩行率，③歩行比を算出しましょう．歩行速度の違いによってそれぞれの指標はどのように変化しますか？

実習のヒント：10m歩行テストの方法

・直線距離で10mを測り，両端にテープでラインを記し，それぞれスタートライン，ゴールラインとします．ただし，その外側には3mほどの余裕をもって歩行路を設定します．
・スタートラインの3m手前から歩行を開始し，スタートラインをまたぐまでの間で加速し，10mの歩行路を歩く間はできるだけ一定の速度で歩くように指示します．
・ゴールラインの直上で立ち止まらず，ゴールラインから3mほど行ったところで止まるように指示します．
・歩数の計測は，スタートラインを越えて初めての初期接地からゴールラインを越えて初めての初期接地まで何歩歩いたかを声に出さずに数えます．
・歩行速度の計測は，足先がスタートラインを通過した時点からゴールラインを通過した時点までをストップウォッチで測定します．
・被検者が慣れるまで数回練習しましょう．

■歩行率

・歩行分析で測定する**歩行速度**は一分間に進む距離で表します（単位：m/min）．

- 単位時間当たりの歩数を**歩行率（ケイデンス）**といいます．歩行率は以下の式で求めることができます．

   歩行率（steps/min）＝
     歩行速度（m/min）÷歩幅（m）

- 歩幅と歩行率の比を**歩行比**といいます．歩行比は以下の式で求めることができます．

   歩行比＝歩幅÷歩行率

- 人が動きの制限なく，ただし一定の速度で歩く歩行を**自由歩行**といいます．これに対して歩幅や歩行率を指定されて歩く歩行を強制歩行とよびます．
- 自由歩行であれば速度が変化しても歩行比は一定に保たれることが知られています．歩行比が一定の歩行パターンはその人にとってエネルギー効率が最適な歩行パターンです．

VI. 運動と動作の分析①
―運動学的分析

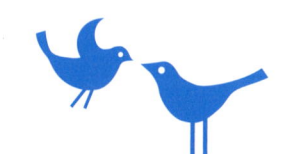

> **はじめに**
>
> 動きをどのようにとらえ，記述し，分析すればよいか，というのは簡単なようでとても難しい問題です．先人はその一つの手段として，物体の動いた距離や移動にかかった時間を用いて運動を表そうとする方法を考えました．それがこの節で学習する運動学的分析手法です．現在では先進的な機器を用いた分析システムが開発されていますが，まずは観察によって運動をとらえることから始めましょう．

1 重心の速度と加速度はどう測るの？

実習1

> 課題：両足を軽く開いて静止立位をとり，そこからゆっくりとしゃがんでみましょう．このときの重心の鉛直方向の運動について，①重心位置の高さ，②重心の速度，③重心の加速度，はそれぞれ時間を横軸としてグラフに描くとどうなるでしょうか（実際に測定する必要はありません．また，重心は1本の鉛直線上での上下運動のみを行うと仮定します）．

実習のヒント

- しゃがみ込む前の立位保持相，しゃがみ込み相，しゃがみ姿勢保持相，の3相に分けて考えてみましょう．
- 速度は方向をもった量で正または負の符号をつけて表します．ここでは鉛直方向上向きの速度を正，鉛直方向下向きの速度を負で表しましょう．
- 変位（位置の変化）のグラフ，速度のグラフ，加速度のグラフは上下に並べ，横軸は同じスケールを用いてグラフを描きましょう（図34）．

ⓐ 運動学的分析とは

運動学的分析（kinematics） とは，運動を生じさせる原因となる力を考えずに，運動する物体の動きそのものを分析する手法です．運動学的分析では，物体の並進運動や回転運動について，物体の位置や変位，運動の速度や加速度，などを扱います．

ⓑ 位置の記述

物体の空間内での位置を表す手段として，空間に座標系を定義する必要があります．並進運動を行う物体の運動分析では2次元または3次元の**直交座標系**（デカルト座標系）が定義されることがほとんどです．それぞれの座標軸について，どちらの方向が正であるかを明示しておきます．回転運動を表現する場合は**極座標系**で表すことがあります．極座標系では原点を通る水平軸を基準線として，反時計回りの運動を正の方向で表し，原点からの距離（回転半径）と基準線から何度回転し

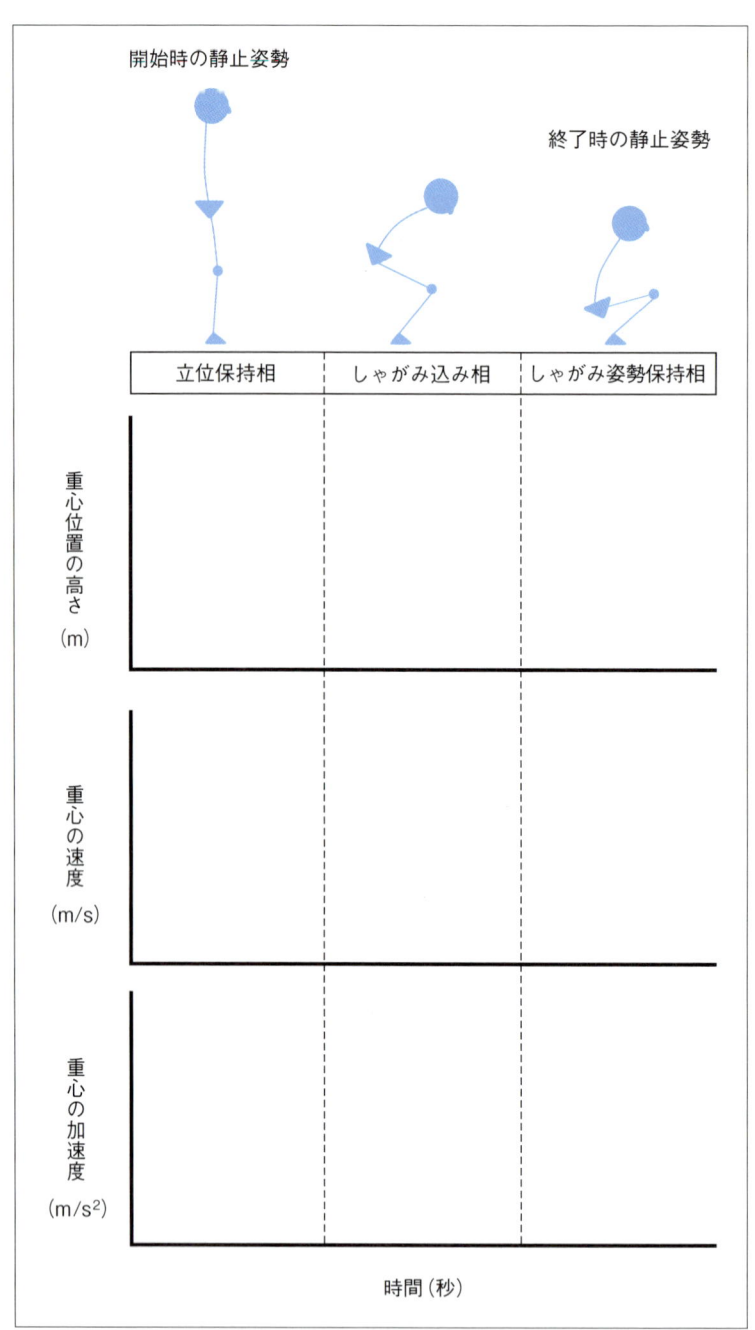

図34 しゃがみ込み動作における重心位置の変位・速度・加速度を記入してみましょう

たかの角度で物体の位置を表します（**図35, 36**）．

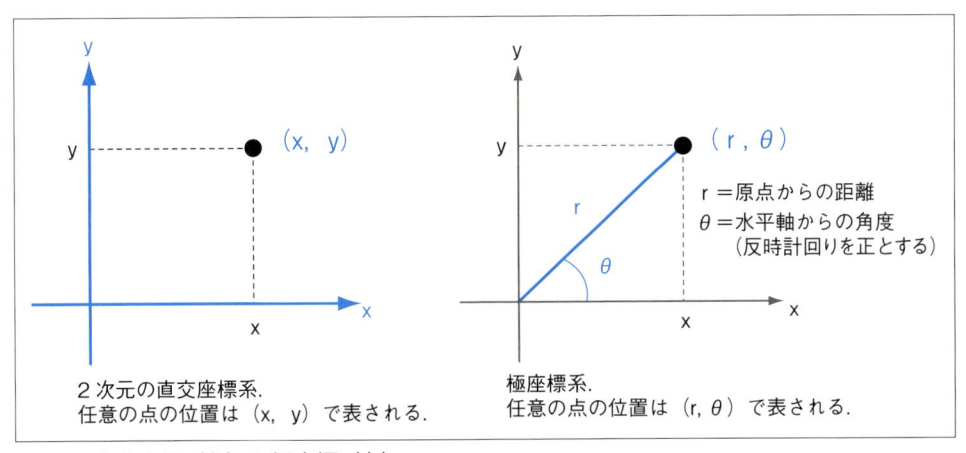

図 35 直交座標（左）と極座標（右）

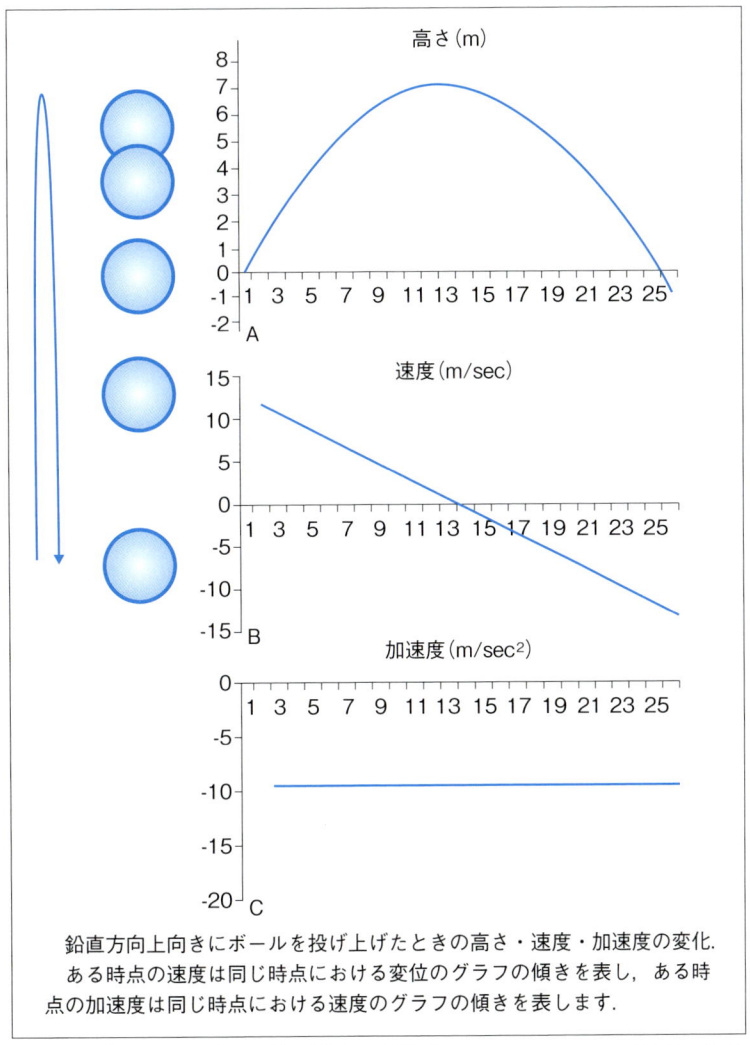

図 36 ボールの運動の変位と速度，加速度

鉛直方向上向きにボールを投げ上げたときの高さ・速度・加速度の変化．ある時点の速度は同じ時点における変位のグラフの傾きを表し，ある時点の加速度は同じ時点における速度のグラフの傾きを表します．

（次頁つづく）

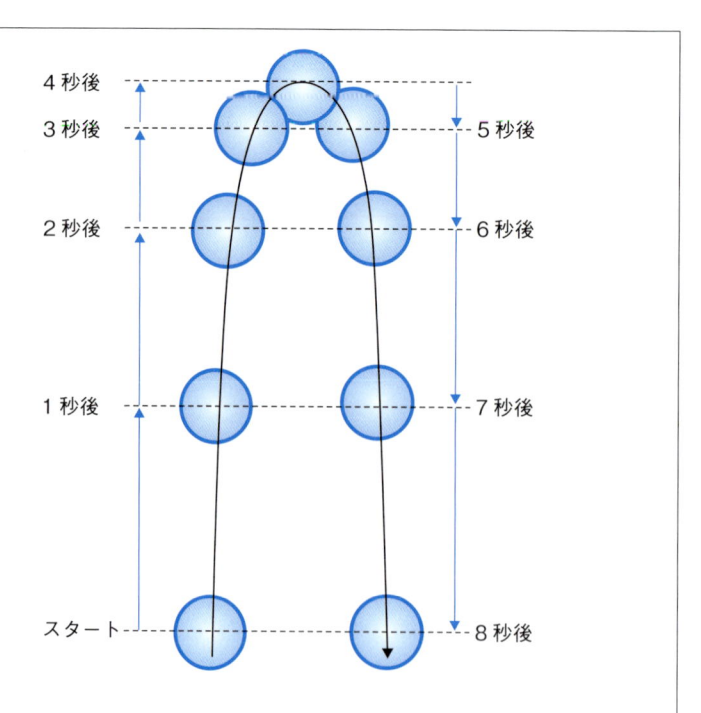

```
                                        4秒後
                                        3秒後        5秒後

                                        2秒後        6秒後

                                        1秒後        7秒後

                                        スタート     8秒後
```

スタートの位置からボールを鉛直方向に投げ挙げたところを斜め方向からみるとこの図のようになります．この図では，仮にボールが4秒後に頂点に達し，8秒後にスタート位置に戻ってくるような運動にしましたが，初速の大きさによりこれらの時間は異なります．

前頁のグラフAは時間と高さの関係を示していますので，この図を横に引き伸ばした形になっています．グラフBは時間と速度の関係を表しています．スタートから4秒後までは上向きの（正の）速度でボールが移動しますが，速度は時間の経過とともに遅くなっています．5秒後から8秒後までは下向きの（負の）速度となり，時間の経過とともに速度が速くなります．グラフCは加速度のグラフです．加速度は速度のグラフの傾きの変化ですから，グラフBのように速度変化が直線で示される場合は常に一定の加速度が加わっていると考えられます．

図36　ボールの運動の変位と速度，加速度（つづき）

c 変位

ある観測点のデータと次の観測点のデータの間の位置の変化量を**変位**といいます．座標軸が示す正の方向に向かう運動はプラスの符号を，負の方向に向かう場合はマイナスの符号をつけて表します．回転運動の場合は**角変位**といいます．

d 平均速度

運動する物体の**平均速度**は，ある観測点から次の観測点までの変位量を観測点間の時間間隔，すなわち変位にかかった時間で割ることによって求められます．回転運動の場合は**平均角速度**といい，時間当たりの角変位量を表します．速度は座標軸が示す正の方向に向かう運動について表す場合はプラスの符号を，負の方向に向かう運動についてはマイナスの符号をつけて表示します．

e 平均加速度

時間当たりの速度の変化を表すのが**平均加速度**です．加速度の符号には少し注意が必要です．加速度の向きは速度の変化の向きを表します．例えば座標軸の正の方向に動く物体にブレーキをかけて徐々に減速させる場合，速度の符号はプラスですが，加速度にはマイナスの符号がつきます．回転運動の場合は**平均角加速度**といいます．

2 歩行の運動学的動作分析はどう行うの？

実習2

課題1：ビデオカメラを用いて，最も快適な速度で歩行したときの矢状面上での股関節，膝関節，足関節の関節角度を測定し，一歩行周期中でどのような関節運動が生じているかをグラフに示してみましょう．

課題2：同様に身体重心位置の鉛直方向と左右方向の変位を測定し，実習1で行ったように重心位置の高さの変化や速度・加速度が歩行周期中でどのように変化しているかを観察して，グラフを描いてみましょう．

実習のヒント

・測定に使用する機器の較正（キャリブレーション）について習熟しましょう．
・身体の動きが観察しやすいような服装の工夫をしましょう．
・関節角度を計測しやすくするために，指標となる部位にマーカーを貼るとよいでしょう．どこにマーカーを貼ると測定に有用かを検討しましょう．
・使用するビデオカメラの1秒当たりの撮影フレーム数（サンプリングレート）とシャッタースピードを確認しておきましょう．歩行のような運動の場合は，サンプリングレートを30フレーム/秒または60フレーム/秒に設定するとよいでしょう．
・ビデオカメラで撮影して得られるマーカーの位置から関節角度を計算する場合には，関節角度の計算方法について定義をしておくことが重要です（例：「肩関節屈曲の角度についてはA，B，Cの3つのマーカーがなす角度とする」など）．
（コラム⑱）

コラム⑱ 三次元動作解析システムとは？

ビデオカメラの画面は，端に行くほど歪みが大きくなります．これはカメラのレンズが平面ではなく球面になっているためです．そのため，ビデオで撮影されたデータからは正確な角度を測ることは難しいとされています．この問題を解消するために開発されたのが，いわゆる「三次元動作解析システム」とよばれるものです．

3 臥位から立位に至るまでの動作分析は？

実習3

課題1：臥位から立位に至るまでに通過する姿勢を互いに観察しましょう．共通して現れる姿勢はあるでしょうか．また，人によって通過する姿勢に違いはあるでしょうか？

課題2：課題1で観察された姿勢のうち，互換性のある姿勢はどれかを検討し，いろいろな立ち上がり方を考案してみましょう．

実習のヒント

・まずは一連の動作を何回か繰り返してもらい，全体的な流れをつかみましょう．いきなり専門用語を使う必要はありません．
・次に，動作をいくつかの相に分けてみましょう．あまり細かく分けることはせず，主な動きを端的に表すタイトルが付けられる部分ごとに区切ります．その際に，被検者間で共通してみられる動きの区切りや支持基底面の変化などを目安にするとよいでしょう．
・相ごとに各肢節の動きについて，運動学的

用語を使って表現してみましょう．そのなかで特徴的な動きや，他の人とは異なる動きがみられる場合は書き出しておきます．
・以上をふまえて，各相に主要な動きを端的に現すタイトルを付けてみましょう．
（コラム⑲）

> **コラム⑲　動作分析はなぜ行うか？**
>
> 理学療法の臨床において，動作分析は非常にしばしば行われる評価方法の一つです．ビデオカメラなどの道具を用いて詳細な運動学的解析を行うこともありますが，多くは目視によって動作をとらえ，分析をしていきます．この時に大切なことは，「なぜそのような動きになってしまうのか」「この動き方を自分はどのように変えていきたいのか」という視点で考えてみることです．そのためにはいわゆる正常なパターンとはどういうものか，どのようなバリエーションがあるのか，を知っておくことはとても重要です．

VII. 運動と動作の分析② ―運動力学的分析

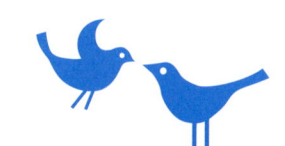

はじめに

コンクリートの壁に手を当ててぐっと押してもなかなか壁は動きません．なぜ動かないかといえば，あなたが壁を押す力と壁があなたを押し返す力がつり合っているからです．また，地球上の物体には，常に地球の中心に向かって重力という強い力が働いていますが，それにもかかわらず私たちの身体が地面にめり込んでいかないのは，地上から押し返す力が身体を支えてくれているからです．

運動学的分析が動きを移動距離とそれにかかる時間という要因から分析するのに対し，運動力学的分析では，運動を生じさせる力という要因を考えます．力は直接目に見えないため，最初はその扱いを難しく感じるかもしれませんが，ベクトルの矢印をイメージしながら実習をすすめましょう．

1 床反力と関節モーメントとは？

実習1

課題：図37のように両手を背中の後ろで組んで，スクワットをするようにゆっくりと膝を屈曲してみましょう．頭部・体幹をできるだけ直立位に保つようにしながら膝を屈曲していくと，大腿前面にある膝伸展筋群の筋活動が高まるのが感じられるかと思います．では，膝を深く屈曲した状態のまま体幹を前傾させてみてください．体幹を前傾させたときと直立位にしたときとでは体感的にどちらが大変でしょうか？また，それはなぜでしょうか？

実習のヒント

・いずれの課題においても，課題動作をいくつかの相に分けて分析してみましょう．
・下肢の各関節の指標となる箇所にマーカーを貼ると，観察の助けになるでしょう．

ⓐ 運動力学的分析とは

運動学的分析が物体の動きそのものを分析対象としていたのに対して，**運動力学的分析 (kinetics)** では物体の運動の原因となる力を取り扱います．具体的には，床反力や足底圧，関節モーメント，積分筋電図，などの測定と分析を通し，**運動中にどのような力が働いているか**を推定するものです．

ⓑ 関節モーメント（関節トルク）

力のモーメントについてはある軸を中心として物体を回転させる力のベクトル量であると第2節で学習しました．私たちの身体の動きはいろいろな関節が回転することによって成り立っています．この関節を回転させるように作用する力のベクトル量を**関節モーメント（関節トルク）**といい

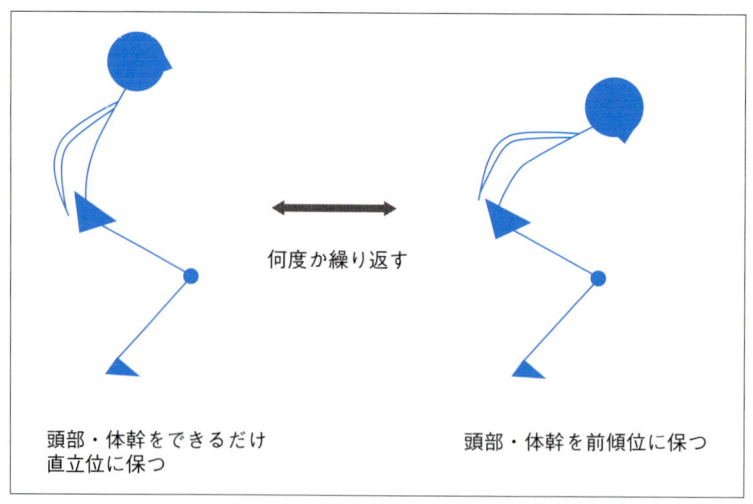

図37 膝の屈曲

左：頭部・体幹をできるだけ直立位に保つ
右：頭部・体幹を前傾位に保つ
中央：何度か繰り返す

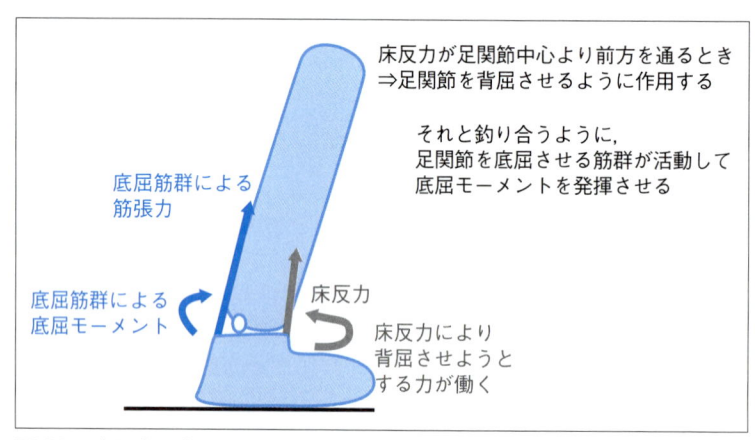

図38 床反力の作用と関節モーメント

- 床反力が足関節中心より前方を通るとき ⇒ 足関節を背屈させるように作用する
- それと釣り合うように、足関節を底屈させる筋群が活動して底屈モーメントを発揮させる
- 底屈筋群による筋張力
- 底屈筋群による底屈モーメント
- 床反力
- 床反力により背屈させようとする力が働く

ます．

ⓒ 床反力と関節モーメント

第2節で出てきたてこを思い出しましょう．荷重点に加わる力と力点に加わる力が等しいとき，てこはつり合うため静止します．関節モーメントを考えるときは，支点が関節中心，力点に加わる力を筋張力，荷重点に加わる力を床反力などの外力として考えます．

立位における足関節周りの関節モーメントについて考えてみましょう．図38のように，床から上に向かう床反力が足関節中心の前方を通る場合，床反力は足部を背屈させる方向（図では反時計回りの回転方向）に働きます．静止立位を保つためには，この床反力の作用と逆に働く力のモーメントが必要です．この逆回りのモーメント，すなわち底屈モーメントを発揮するのが足関節底屈筋の筋張力です．

このとき，床反力の作用線が関節中心から遠く離れるほど，床反力によって足部を背屈させようとする作用は大きくなります．静止立位を保つためには，それに対抗するための底屈モーメントもより大きくなることが必要ですから，より強い足関節底屈筋群の筋張力が必要となります（図39）．これをヒントに，膝関節周りのモーメントへの影響について考えてみましょう．

(⊗体重心の位置)

床反力

床反力

底屈
モーメント

底屈
モーメント

床反力のベクトルが関節中心から遠くなるほど，各関節への作用は大きくなる！
⇒それとつり合うために必要な関節モーメントも大きくなる！

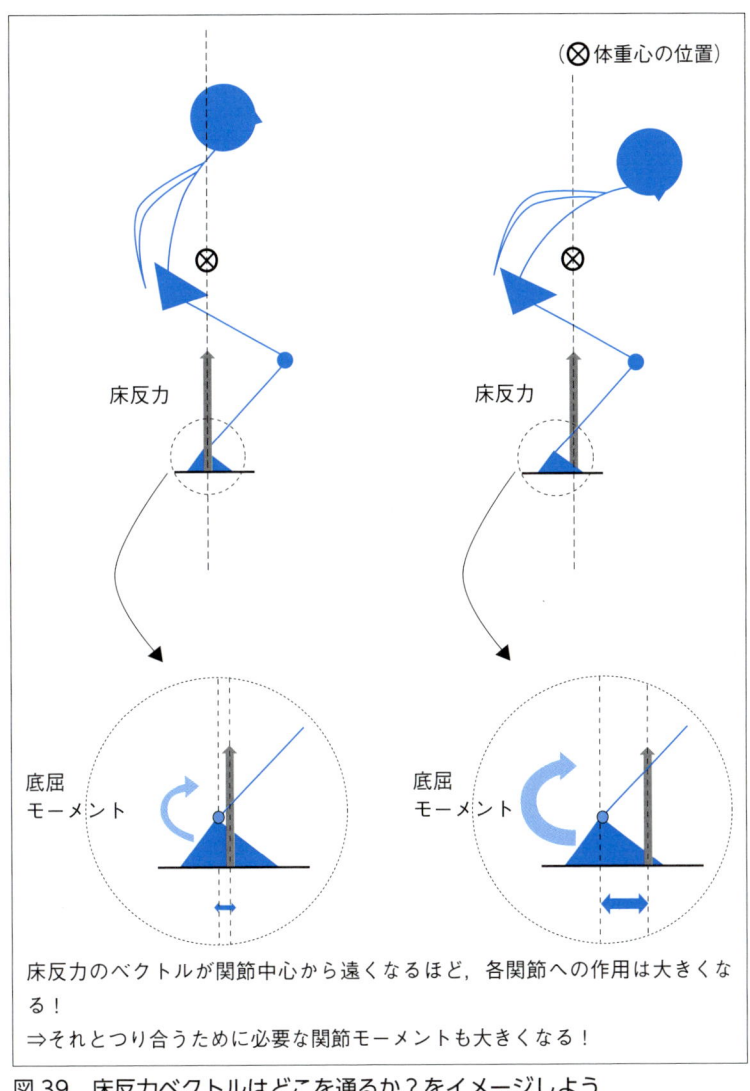

図39 床反力ベクトルはどこを通るか？をイメージしよう

2 歩行の運動力学的分析はどう行うの？

実習2

課題1：床反力計を用いて，一歩行周期中の床反力の変化を観察しましょう．歩行速度を①通常，②速い，の2条件を設定し，床反力のデータがどのように変化するかを分析しましょう．（コラム⑳）

課題2：第3項で学習した筋電図を用いて，一歩行周期中の膝関節伸展筋・膝関節屈曲筋・足関節背屈筋・足関節底屈筋の筋活動を記録してみましょう．その結果をもとに相ごとの筋活動パターンを調べ，各筋の役割について考察しましょう．

実習のヒント

【課題1】
・1枚の床反力計に同時に両足が乗ると床反力の解析ができなくなります．測定の前に何度か被験者の人に床反力計を含む歩行路

を歩いてもらって左右の足が床反力計を踏み分けられるように開始位置を調整するなどの準備をしておきましょう．
- 定常歩行（一歩行周期中の平均速度が一定で，運動が周期的な繰り返しパターンである歩行）の測定ができるように，床反力計より手前に3歩以上歩くことができるスペースをとりましょう．
- 歩行周期を相分けしたうえで，
  ① 各相でどの方向の分力が強く働いているか
  ② 重心位置とCOPの位置関係は一歩行周期中にどのように変化しているか
  を分析してみましょう．

【課題2】
- 歩行中の筋活動を記録する際には，しっかりと皮膚処理をしたうえで電極を固定し，ケーブルの揺れを抑えるようにテープで止めるなどして，アーチファクトの混入をできる限り除去するように準備しましょう．
- 表面筋電図では被検筋の近傍の筋の活動もあわせて拾ってしまうクロストークという現象があります．針電極やワイヤー電極を用いて測定することでクロストークを避けることができますが，必ずしもこれらの電極が使用できるわけではありません．できる限りクロストークの影響を抑えるために被検筋の走行を解剖学の参考書で確認して電極貼り付け位置を決定したり，近傍の筋に特異的な運動を行わせたときの筋電図波形と比較したりするなどの工夫が必要です．
- 歩行周期中の各筋の筋活動の役割については，①加速機能，②減速機能，③安定性を高める機能，の3つに大きく分類してみることが役に立つかもしれません．同じ筋の活動であっても，歩行周期中のどのタイミングで活動するかによって役割は異なる可能性があります．

> **コラム⑳　参考書と違うデータ？**
>
> 歩行分析に関する参考書には，典型的な歩行パターンの運動力学的データが掲載されていますが，実際に計測をしてみると，参考書と同じようなデータにならないこともしばしばあります．歩き方は歩く人の体格や年齢，性別，衣服や履物，筋の発達のしかた，などによって非常に多くのバリエーションが生まれるからです．実際の歩行をよく観察して，データとの対応を注意深く読むようにしましょう．

Ⅷ. 運動技能と運動学習

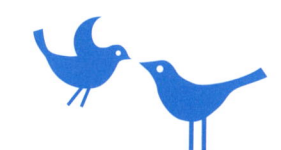

> **はじめに**
>
> 体操やフィギュアスケートの選手が演技をするときには，力やスピード以外に正確さや身のこなしの美しさが求められます．そのような運動の「巧みさ」はどのように測ることができるでしょうか？また，運動がうまくなっていく裏にある運動学習とはどのような働きをいうのでしょうか？人の運動について，これまでの節では速さや力といった指標を用いて表現することを試みてきましたが，この節では運動を少し違う側面からとらえてみます．

1 反応時間の測定はどう行うの？

実習1

課題：30cmの定規を用意し，検査者が定規の上端（目盛が30cmの方）を持って被検者の前に提示します．図40のように被検者は座位をとり，非利き手の前腕を机などで支えるようにして安定させ，母指を軽度掌側外転位かつ他の4指を軽度伸展位の状態に構え，定規の0cmの目盛が示指外側と一致する高さにくるように保持します．検査者は「ようい」の合図で予告したのち，1-5秒の範囲内でランダムな準備期間をおいた後に定規を離して鉛直方向に落下させ，被検者にできるだけ早く掴んでもらうようにします．掴んだ場所の定規の目盛から反応時間を求めましょう．

上記の実験を，与える感覚刺激を条件①と条件②のように変えて行いましょう．刺激の種類によって反応時間に違いは生じるでしょうか？

条件①被検者は開眼し，定規の下端を注視した状態で行う（視覚刺激入力）

条件②被検者は閉眼し，母指を軽く定規に触れた状態で行う（触覚刺激入力）

実習のヒント

- 被検者が掴んだ定規の目盛から反応時間を求めるには，次の式を使いましょう．
  落下距離＝（重力加速度×時間の二乗）÷2
  ※重力加速度：$980 cm/sec^2$
  落下距離の単位はcm，時間の単位は秒で計算します．
- 一つの条件について20回の試行を行い，平均反応時間と標準偏差を被検者ごとに算出しましょう．それらを用いて，全被検者の反応時間の平均と標準偏差を計算し，条件間で反応時間を比較しましょう．
- 予告の合図がある場合とない場合では，反応時間にどのような影響があるかを検討してみるのもよいでしょう．

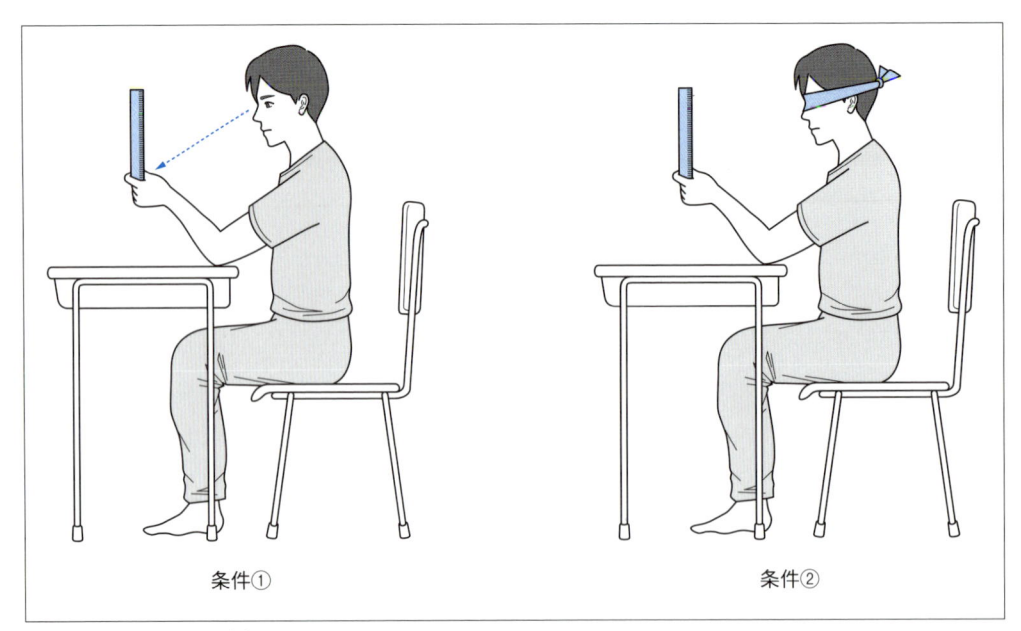

図40　反応時間の測定

■反応時間

- **反応時間（reaction time：RT）**とは，与えられた刺激によって意識的に決定される応答の最小の時間的遅れをいいます．
- 反応時間の測定における刺激と応答の組み合わせによって，次のような反応時間測定方法があります．

    a. 単純反応時間：一つの刺激に対して一種類の応答でこたえる，というようにあらかじめ刺激と応答の対応関係が決まっているもの．

    b. 選択反応時間：複数の刺激に対して，それぞれに対応した応答が決まっている条件下で，一つの刺激提示に対して応答を選択するもの．

    c. プローブ反応時間：ある課題（プローブ課題）を遂行中に単純反応時間課題を行います．もし単純反応時間が延長すればプローブ課題の遂行に注意を割いているためと仮定し，単純反応時間が延長しなければプローブ課題の自動化が起きていると考えます．

    d. 弁別反応時間：複数の刺激のうちの一つにのみ反応する，というもの．

- 「応答」は何らかの筋活動に基づく運動によって引き起こされます（**コラム㉑**）．このことから，反応時間は①刺激が提示されてから応答に関与する筋の筋活動開始までの潜時（**premotor time：PMT**）と，②筋活動開始から実際の運動開始までの潜時（**motor time：MT**）に分けることができます．PMTとMTのそれぞれに影響を与える因子としてどのようなものが考えられているかについても調べてみましょう．

> **コラム㉑　どの応答運動か？**
>
> 応答運動は手や足といった四肢の運動器官のみによるものだけではありません．まばたきは眼輪筋の筋活動によって生じますし，発声もそれに関与する筋群の活動によって遂行されます．同じ刺激に対しても応答運動に用いる器官が異なれば反応時間にも影響があります．反応時間を測定するときには，どの刺激に対するどのような応答運動を用いて測定したか，を明らかにしておくことが必要です．

2 フィッツの法則とは何だろう？

実習2

課題：被検者は座位をとり，前方の机の上に2つの円を描いた紙を置きます（図41）．2つの円の直径は1cmと10cmの2通りとし，円の中心間の距離は10cmまたは30cmとします．被検者はペンをもち，交互に2つの円の中に点をプロットします．できるだけ早く20回プロットし，かかった時間を計測します．プロットは必ず円の中にするように指示しましょう．

この課題の難易度（Index of difficulty：ID）を以下の式で表すとき，IDとかかった時間の関係をグラフに図示し，両者の関係について考察しましょう．

$ID = 2D/W$
D：円の直径（cm）
W：2つの円の中心間の距離（cm）

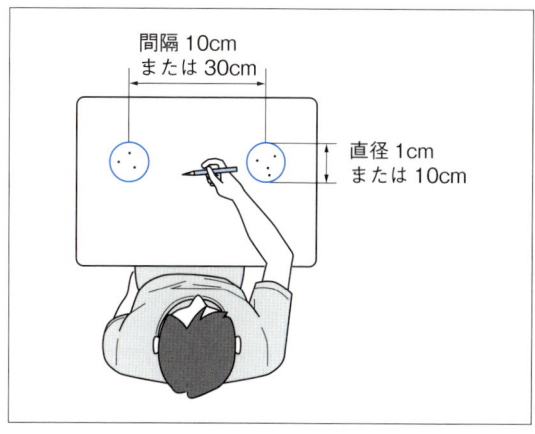

図41 フィッツの法則

a 運動技能（motor skill）

- 運動技能とは，ある運動をできるだけ正確に，かつ最小の時間とエネルギーで，あらかじめ決められた結果，あるいは相当な結果を生じさせる能力をいいます．すなわち，ある運動を正確に，速く，かつエネルギーコストを低くして遂行し，望ましい結果を得ることができれば，その運動技能は高いといえます．
- 運動技能は①**フォーム**，②**正確さ**，③**速さ**，④**適応性**などの要素で評価することができます．
- 運動技能が向上したかどうかは，パフォーマンスの測定・評価によって知ることができます．パフォーマンスとは周囲から観察可能な行動のことで，課題遂行にかかった時間や，距離，点数，などによって表すことができます．

b フィッツの法則

- ある運動課題について，正確さを最高にしようと思えば運動にかかる時間はゆっくりになります．逆に最高の速さで運動を行おうとすると，正確さは低下してしまいます．このように運動の速さと正確さが相反する関係にあることを，**「速さ-正確さのトレードオフ」**といいます．
- Fitts（1954）は運動の正確さと速さの関係を式に表し，速さ-正確さのトレードオフが多くの目標到達運動において生じることを示しました．

3 運動学習とは何だろう？

実習3

課題：被検者は座位にて閉眼し，前方に置いた机の上に上肢を載せて握力計を用いて最大握力を計測します（図42）．次に，検査者は最大握力の値から最大握力の40％の値を算出し，被検者に最大握力40％の力で握力計を握るように指示します．30試行行い，最初と最後の5試行をテスト試行として記録し，中20試行を練習試行とします．練習試行では結果についての情報（結果の知識：knowledge of results（KR））を被検者に与える条件を次の3通りに

設定し，KRの与え方によって課題の結果がどのように異なるかを検討しましょう．
条件① KRを与えない
条件② 毎試行KRを与える
条件③ 練習試行5回に1回の割合でKRを与える

実習のヒント
・3つの条件について結果を比較する際には，テスト試行の平均値を比較するほかに，練習試行中の測定された握力値の変動を，試行を横軸に測定された握力値を縦軸にとってグラフ化してみましょう．このようなグラフをパフォーマンス曲線といいます．

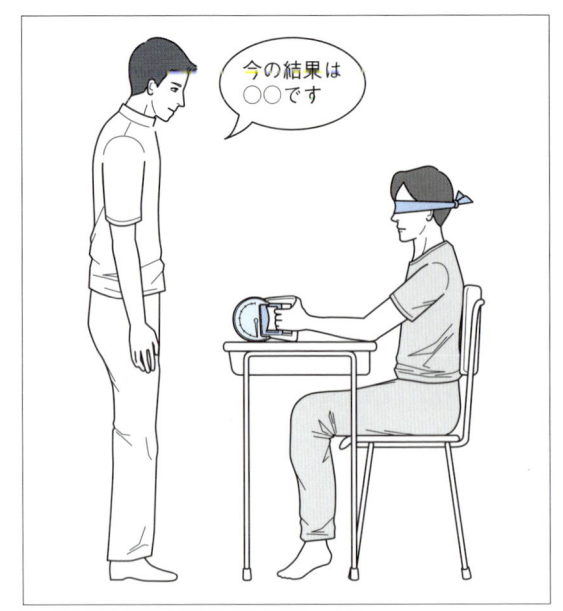

図42 握力計を用いた運動学習課題

ⓐ 運動学習

・運動学習とは，「練習や経験に基づく一連の過程であり，結果として技能的行動を行い得る能力の比較的永続的な変化をもたらすもの」と定義されます[4]．
・学習された運動とは，
①練習や経験を経てもたらされるため時間的な経過を伴う
②行動の変化が結果としてあらわれ
③その行動の変化が継続する
という3つの要素が重要です．

ⓑ フィードバック情報の種類

・フィードバックとはある目標値と実際のパフォーマンスの差についての情報をいいます．
・フィードバックは**内在的フィードバック**と**外来的フィードバック**に分類されます．
①内在的フィードバック
自分が行った行動の結果として得られる感覚情報をいいます．例えばボールの動き（視覚情報）やボールをラケットで打った時の感触（固有感覚，触覚），ボールが跳ねる音（聴覚），などです．
②外来的フィードバック
コーチによる指示や，タイムを計るストップウォッチの目盛，ビデオテープによる映像など，第三者的に与えられるパフォーマンスの結果についての情報をいいます．**結果の知識（knowledge of results；KR）**も外来的フィードバックの一つで，目標に対するパフォーマンスの成功について言語化された情報を指します．

ⓒ フィードバックの与え方と学習

・外来的フィードバックには，学習者に対して動機づけを高め，修正のためのエラーについての情報を与えるなど，内在的フィードバックにはない効果があります．
・一方，あまりに外来的フィードバックを与えすぎると，学習者が外来的フィードバックに依存的となり，内在的フィードバックに注意を向けなくなったり，外来的フィードバックなしには学習が進みにくくなったりする問題も生じます．
・運動学習が形成されるためには，内在的フィードバックと外来的フィードバックはそれぞれ別々に利用されるというのではなく，内在的

フィードバックと外来的フィードバックが照合され，その情報に基づいて，目標に近づく方向に行動を変化させることが必要です．

d フィードバックの量とタイミング

- 一般的には，情報量の多いフィードバックは学習に対して効果的ではありません．
- また，フィードバックの情報はある程度までは詳しく正確なものがよいのですが，あまりに詳しすぎる情報は有効ではありません．
- さらに，すべての試行でフィードバックを与える場合よりも，間欠的にフィードバックを与えるほうが，学習された行動の保持には有効といわれています（コラム㉒，㉓）．

コラム㉒　要約フィードバックとは？

フィードバックの付与方法に要約フィードバック（summary feedback）という変わった方法があります．これは，いくつかの試行のまとまりのあとにフィードバックを提示する，という方法です．この方法では，習得の過程でのパフォーマンスは低くなりますが，保持テストでの成績は良くなります．ひとまとまりの試行の間は外来的フィードバックが与えられないため，おのずと内在的フィードバックに注意が向けられ，外来的フィードバックへの依存性が低くなることが，保持テストでの良好な成績に寄与していると考えられています．

コラム㉓　協調性とは？

理学療法士は失調症に対する運動療法を「協調性練習（協調性運動）」とよぶことがあります．少し前までは，理学療法で"協調性訓練"といえば，フレンケル体操（三角形や四角形などの角を目印にして，目印を目で追いながら手足で形を描くような練習法）や，前腕の回内・回外を滑らかに繰り返す練習など，失調症患者に対する特定の練習方法を意味しました．しかし，現在では「協調性」という語は，理学療法においても，より一般的な本来の意味で用いられるようになってきています．この用語使用の変化に深くかかわっているのが，理学療法への運動学習の概念の導入であると考えられます．（運動の）「協調性」とは，本来，運動を円滑に行う能力のことで，運動学習によって獲得される"巧みな運動"の中心的な要素です．したがって，運動の「協調性」は，運動学習の目的の1つであるといえます．また，失調症患者が四肢の運動をコントロールできるようになることも，「協調性」の獲得に他なりませんが，現在では「協調性」の意味が拡大されたと考えてよいでしょう．

第3章　文献

1) 木村哲彦監訳：関節可動域測定法．第2版，共同医書出版，2002．
2) 中村隆一，齋藤　宏・他：基礎運動学．第6版，医歯薬出版，2003．
3) 中村隆一，齋藤　宏・他：運動学実習．第3版，医歯薬出版，2004．
4) 大橋ゆかり：セラピストのための運動学習ABC．文光堂，2004，P9．

（橘　香織）

4章 運動障害のメカニズム

I. 痛みの病態メカニズム
II. 関節可動域障害の病態メカニズム
III. 筋力低下のメカニズム
IV. 創傷,靱帯損傷治癒のメカニズム
V. 筋細胞の壊死と再生のメカニズム
VI. 脳の可塑性と運動・動作障害および運動学習の科学的基盤

I. 痛みの病態メカニズム

> **はじめに**
>
> 私たちはさまざまな痛みに遭遇します．そして，臨床場面で対応する患者さんの多くは痛みを抱えています．痛みは運動や日常生活で必要な動作を妨げる要因であり，不快な感情や不安までも引き起こします．しかし一方で，痛みは生体の防御にとって重要な信号です．痛みによって危険な刺激から回避することや，安静な状態を保たなければならないことを教えてくれます．それでは，痛みはどのように認識されるのでしょうか？ そして，どうして痛みが生じているのでしょうか？ この節では，痛みが脳に認識されるメカニズムと，痛みを感じる原因について説明します．

頭痛や火傷，骨折による痛みなど，その強さや持続時間に違いはありますが，私たちは日常的にさまざまな痛みに遭遇します．**痛みは，運動や動作を妨げ，生活の質を低下させる要因**となります．一方で痛みは，生体の**警告信号としての重要な役割**をもち，**生命維持に不可欠な感覚**です．この項では，痛みが認識されるしくみについて説明します．

1 痛みはどのように認識されるの？

痛みは，**痛み刺激**を感受する**受容器**と**感覚神経**を介して，**脳**の特定領域に伝達されることで，認識されます（図1）．

ⓐ 痛み刺激の種類

痛み刺激には機械的刺激や熱刺激などの**侵害刺激, 化学的刺激（発痛物質），虚血**があります（表1）．

ⓑ 痛みの受容器

痛みの受容器は痛みを伝える神経端で，**自由神経終末**とよばれています（図2）．痛みの受容器には，**ポリモーダル受容器，高閾値機械的受容器**があります（表2）．

ⓒ 痛みの感覚神経：有髄のAσ神経線維と無髄のC神経線維

痛みを受容する神経線維には，**伝導速度が毎秒6-30mと速い有髄のAσ神経線維**と，**伝導速度が毎秒3m以下の無髄のC神経線維**があり，こ

図1 痛みの四重円理論 （肥田・他, 2006, 文献1より）

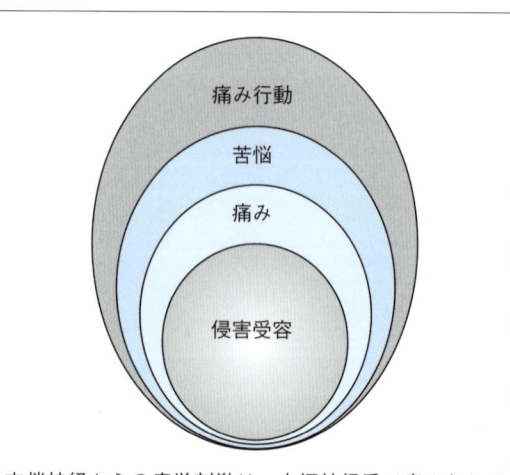

末梢神経からの痛覚刺激は，中枢神経系で痛みとして認識されるが，痛み行動は感覚だけでなく，不安・抑うつなど心理・社会的因子の影響も含んで引き起こされる．

表1 痛み刺激の種類

	特徴	種類・例
侵害刺激	侵害刺激とは，組織を損傷するまたは損傷する恐れのある刺激である	針で刺すなどの機械的刺激や，熱刺激，薬品などの化学的刺激
化学的刺激（発痛物質）	組織が傷害されたときに産出・放出される内因性の化学物質である．痛覚受容器を興奮させる．また刺激に対する感受性を上昇させることで痛みを増強する	ブラジキニン，セロトニン，ヒスタミン，プロスタグランチン，サイトカイン，サブスタンスPなどの化学物質
虚血	血流障害による発痛物質の蓄積や酸素不足は，痛覚受容器を刺激する	心臓虚血による痛みなど

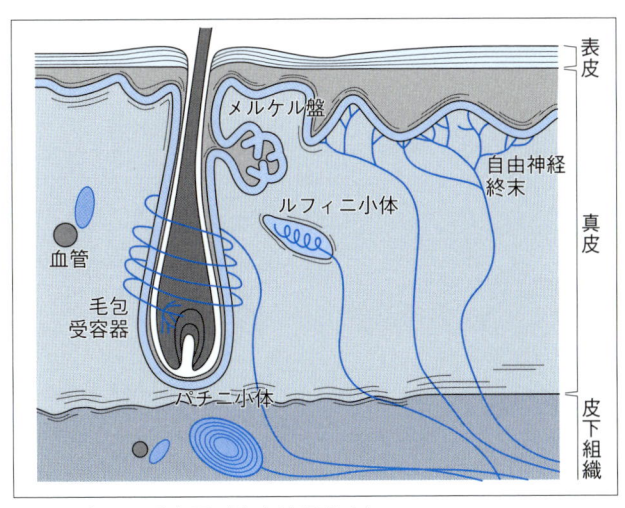

図2 痛みの受容器（自由神経終末）

表2 痛みの受容器

	ポリモダール受容器	高閾値機械的受容器
受容する刺激	侵害刺激や化学的刺激，虚血のいずれにも反応する	侵害刺激にのみ反応する
伝達する神経	主に無髄のC神経線維	有髄のAσ神経線維
特徴	刺激がなくなっても反応が長時間持続する	侵害刺激が消失するとこの受容器は興奮しなくなる
	侵害的な刺激を同じ強度・部位で繰り返すと感作現象＊を起こす	瞬間的な痛みに関与する．屈曲（逃避）反射を引き起こす

＊感作現象の例としては，捻挫で受傷直後にはそれほどでもない痛みが，時間経過とともに自発痛が増大することがあげられる．そのため，急性炎症を呈する痛覚過敏部位に関しては，強いマッサージや温熱療法を避けなければならない．

れら神経端が自由神経終末となっています．高閾値機械的受容器からの情報は，Aσ神経線維により伝達され，ポリモダール受容器からの情報は主にC神経線維により伝達されます．

痛みは伝達速度の違いによって，一次痛と二次痛に分類されます（表3）．皮膚を針で刺すと，最初に鋭く，部位のはっきりした痛みを感じ，1秒ほど遅れて部位のあまりはっきりしない長く続く鈍い痛みが生じます．最初に感じた鋭く，部位が明確な痛みが一次痛で，その後に感じる鈍い痛みが二次痛です．

表3　一次痛と二次痛

	一次痛	二次痛
痛みの種類	最初に感じる鋭い痛み	一次痛後の鈍い痛み
部位特定	明瞭	不明瞭
受容器	高閾値機械受容器	ポリモダール受容器
神経	Aδ線維	C線維
脊髄	脊髄後角	脊髄後角
大脳皮質への伝達経路	新脊髄視床路→視床後外側腹側核→大脳皮質	旧脊髄視床路・脳幹網様体路→視床髄板内側核→大脳皮質
特徴	新脊髄視床路は触覚，深部圧覚，温度覚などの情報も伝達しているため，部位が明瞭である	この痛み情報は大脳辺縁系（不安などの不快感情）や自律神経系（血圧上昇など）に影響する
例	屈曲反射	内臓痛，慢性痛

表4　体性痛と内臓痛

		部位	例
体性痛	表在痛	皮膚や粘膜など	創傷など
	深部痛	骨・筋・靱帯など	骨折や筋断裂など
内臓痛		内臓	腹痛や胸痛など

(d) 痛みの神経系：体性感覚神経と内臓性感覚神経

痛みは伝達する神経系により，**体性痛**と**内臓痛**に分類され（**表4**），体性痛は**体性感覚神経**，内臓痛は**内臓性感覚神経**によって伝達されます．体性痛はさらに表在痛と深部痛に分けられます．内臓痛は機械的刺激や発痛物質などによって生じ，鈍痛や鋭痛いずれにしても，その部位は体性痛と比べて明瞭ではありません．

(e) 中枢（脳の特定領域）への伝達経路：脊髄視床路と脊髄網様体路

痛み情報は**脊髄後角**から反対側の前側索に伝達され，**視床**を通って**大脳皮質**に到達します．この経路を**脊髄視床路**といい，温度覚と一部の触覚も伝達しています．また，前側索を通る伝導路には**脊髄網様体路**があります（**図3**）．
①脊髄視床路：痛みの感覚情報（**痛みの強さや部位など**）を伝えます．

②脊髄網様体路：痛みの情動（**痛みに伴う恐怖，記憶といったもの**）に関与します．

(f) 痛みを認識する脳の領域

外界あるいは体内からの痛覚情報は，脊髄後角から視床に中継されたのち，大脳皮質の中心後回にある体性感覚野に送られます．感覚情報を直接受容する部位を**一次体性感覚野**といいます（**図4**）．感覚野に痛み情報が伝達されることで，痛みが認識されます（**コラム①**）．

2　痛みの発生様式による分類は？

痛みは発生様式によって**侵害受容性疼痛**と**神経因性疼痛，心因性疼痛**に分類されます（**表5**）．侵害受容性疼痛は外傷など，**体内外からの侵害刺激**によって生じる痛みです．

神経因性疼痛は坐骨神経痛など，神経系が自発的に興奮して生じる，つまり**神経の異常**による痛みです．心因性疼痛は**身体的な原因が明確ではない痛み**で，ストレスやうつなどが関与していると考えられています．

臨床場面では，侵害受容性疼痛と神経因性疼痛の重複など，これらの発生様式が混在している例も多くあります．

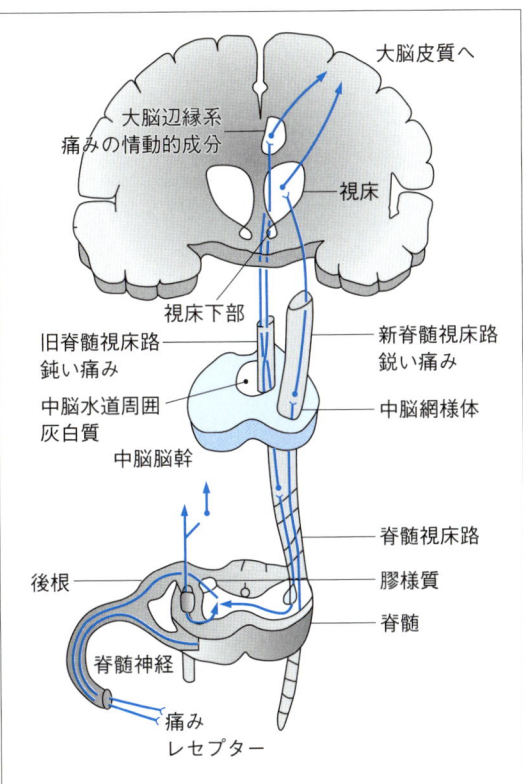

3 臨床場面でよく用いられる分類は？

臨床場面で多く用いられている分類として，**急性痛**と**慢性痛**があります．

①急性痛

侵害刺激によって組織が損傷した後，急激に起こる痛みを急性痛といい，これは生体防御のための警告信号です．急性痛は，**痛みの部位が明確**で，組織の修復過程である**炎症を伴います**．また，急性痛は**炎症過程の終了，損傷組織の治癒とともに消失**します．手術などによる創傷や火傷などが該当します．

②慢性痛

変形性関節症や癌などの疾病によって生じる組

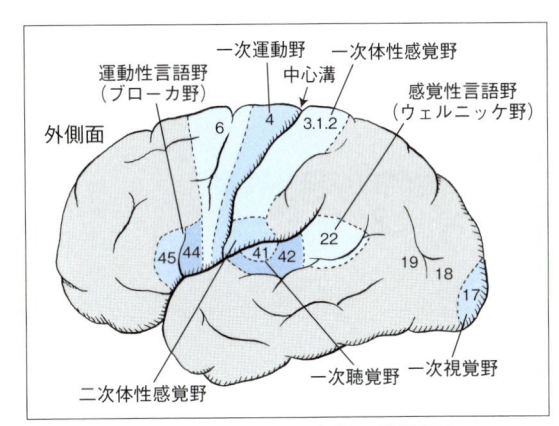

図3 痛みの（上行性）伝導経路
（鈴木，2008，文献2より）

痛みの情報は脊髄後角→反対側の前側索→視床→大脳皮質へと伝達される（脊髄視床路）．
新脊髄視床路：前側索→視床の後外側腹側核を通る経路（一次痛を伝達）
旧脊髄視床路：前側索→視床髄板内側核を通る経路（二次痛を伝達）
脊髄網様体路：前側索→視床髄板内側核を通る経路．また，視床下部を経由して，大脳辺縁系に到達する経路もある．

図4 一次体性感覚野：大脳皮質の機能局在

表5 痛みの発生様式による分類

	発生様式	例
侵害受容性疼痛	体外・内部からの侵害刺激（機械的刺激や熱刺激，化学的刺激）によって侵害受容器が興奮した時に起こる痛み	外傷や火傷，炎症によって生じる痛みなど
神経因性疼痛	侵害受容器を経由せず，神経系が自発的に興奮して起こる痛み．疼痛の伝達・制御機構自体が異常をきたして生じる	末梢神経損傷後の痛みや幻肢痛，坐骨神経痛，反射性交感性ジストロフィー，カウザルギーなど
心因性疼痛	侵害刺激がないか，もしくは通常では痛みを感じない軽微な刺激で起こる痛み．不安感やうつ，ストレスなどが関与していると考えられている	解剖学的な神経の走行や分布と一致しない痛み，不定愁訴など

織損傷の継続に伴う痛み，外傷や疾病において推測される治癒期間が過ぎても持続する痛み，もしくは身体的な原因が明確でないにもかかわらず持続する痛みを総じて慢性痛といいます．原因としては，損傷した組織の不完全な治癒や炎症症状の持続（急性痛の長期化），神経系の異常，不安やストレスなどがあげられ，これらの原因が互いに影響しあっていると考えられています（図5）．

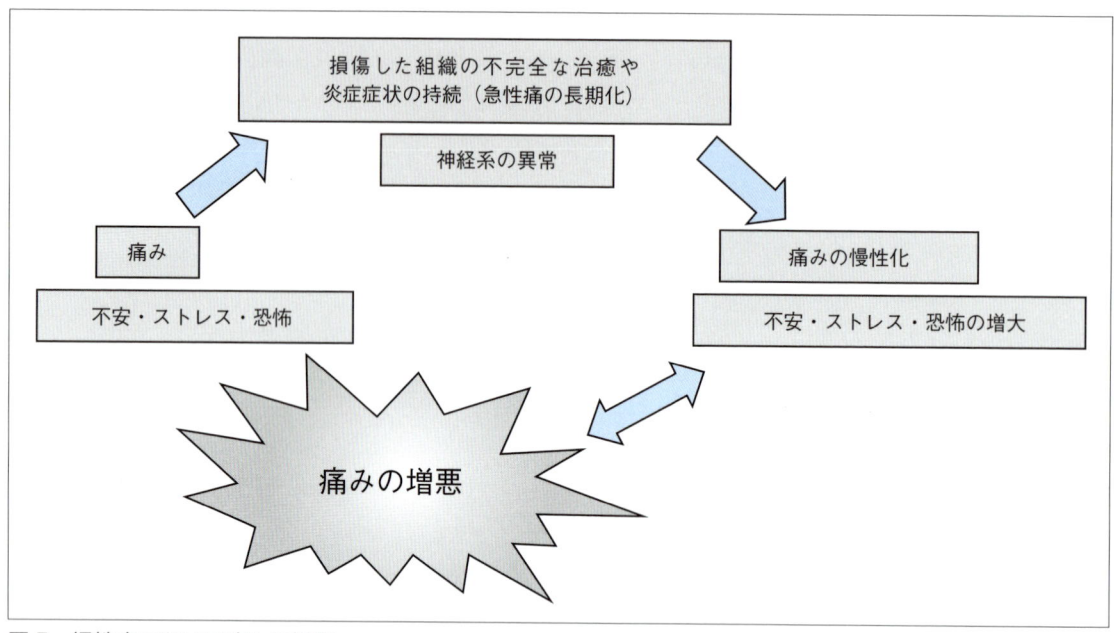

図5　慢性痛における痛みの増悪

コラム① どうして痛みが起こっているの？

(1) 末梢神経損傷による痛み：神経因性疼痛の原因

外傷などにより末梢神経が切断されることで痛みが生じます．神経切断後に神経軸索の再生過程が障害されると，神経腫が形成されます（図6）．神経腫では，再生線維の側芽における自発放電の増加や機械的刺激における閾値の低下などが起こります．つまり痛み刺激がないにもかかわらず痛みを感じる，痛みを感じやすくなるなどが生じます．

(2) 関連痛：内臓痛が体性痛に？

内臓からの神経線維と皮膚からの神経線維は，脊髄に入ると，同じ神経細胞とシナプスを作ります．そのため，内臓の侵害受容器の興奮が皮膚領域の痛覚を引き起こすことがあり，これを関連痛といいます（図7）．心臓発作時にはしばしば左肩から左腕に放散する関連痛が起こります．心臓と肩および左腕からの情報を伝達する経路が同一なので，心臓の痛みを肩などの痛みと脳が認識してしまうのです．

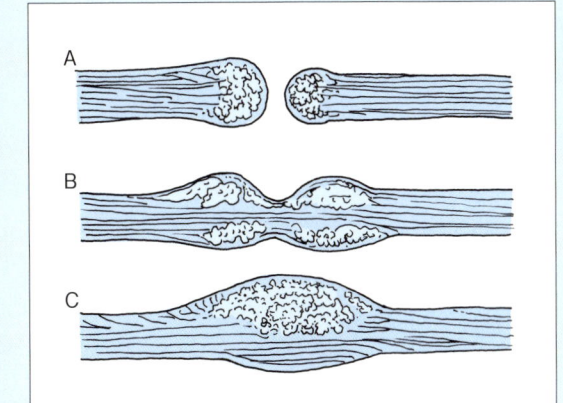

神経切断後（A）に神経軸索の再生過程が障害されると（B），増殖したシュワン細胞および結合組織と神経線維の側芽から神経腫が形成されます（C）．

図6　神経腫の形成　　　　　（岡田，2008，文献3より）

a. 内臓の障害によって起こる関連痛の部位．心臓・胃・腎・尿管を例としてあげた．

b. 障害された内臓からの痛覚線維が特定の皮膚領域の痛覚線維と同じレベルで脊髄に入ることによって関連痛が起こる．

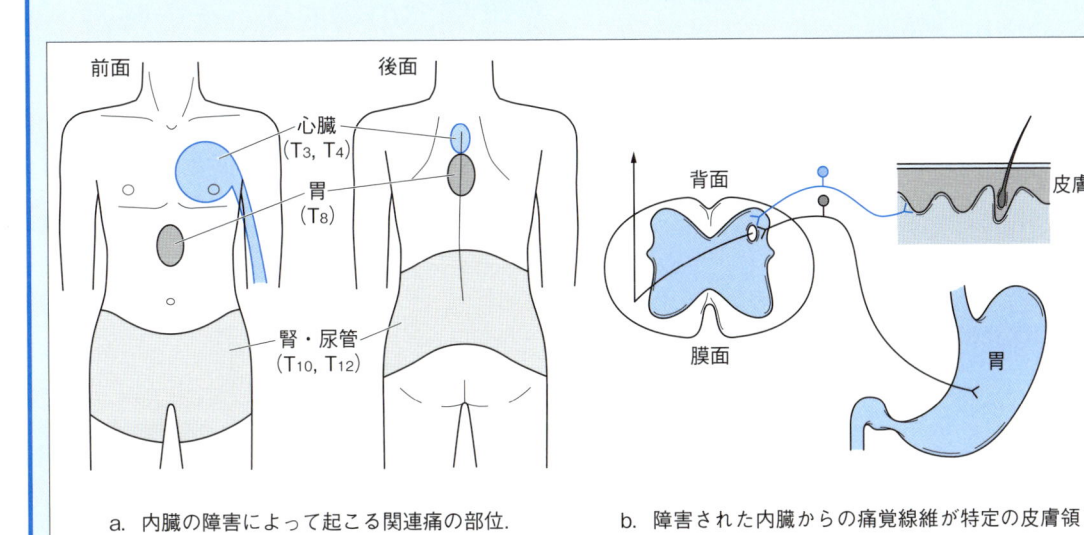

図7　関連痛の例（a）と発生メカニズム（b）　　　（小西，2008，文献4より）

II. 関節可動域障害の病態メカニズム

> **はじめに**
>
> 　人体には多くの関節が存在しています．この多くの関節が適切に動くことによって，私たちはさまざまな運動や動作ができるようになります．関節可動域障害とは何らかの原因によって，関節の動きが低下している状態です．関節可動域障害によって，さまざまな動作が円滑に行えないようになります．また，関節が動かないことによって，動かない関節に関与する筋の筋力低下なども引き起こしかねません．そのため，その予防を含めて，理学療法の対象となる頻度の高い障害です．この節では，関節がどのように構成されているのかといった解剖的な知識をふまえて，関節可動域障害が生じるメカニズム，原因について説明します．

　関節には，お互いの骨を支える機能と骨格に運動性を与える機能があります．関節可動域障害とは**関節の動きが十分にできずに運動性が低下**している状態であり，運動や日常生活で行われる動作を困難にします．そのため，関節可動域障害はその予防を含めて理学療法の対象となる頻度の高い障害の1つです．関節可動域障害はさまざまな原因で生じ，またその原因は1つであるとは限りません（図8，9）．

1　関節の構成体とその障害：原因を理解するためには？

　関節可動域障害の予防や改善のためには，その**原因がどの部位にあるかを判別する**ことが重要になります．この項では，原因を理解するうえで必

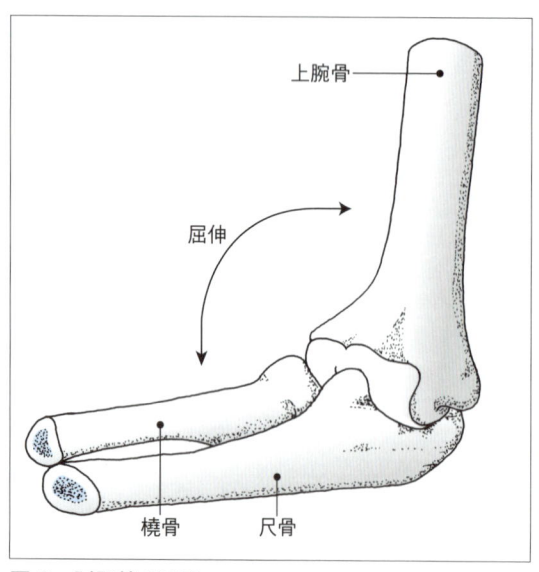

図8　肘関節の運動

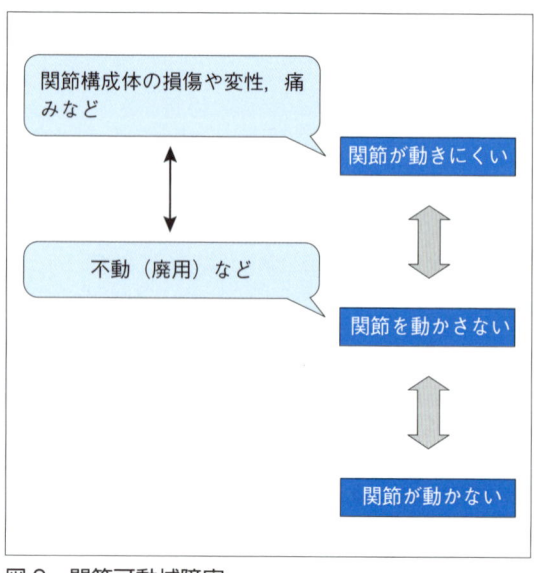

図9　関節可動域障害

要な関節構成体とその障害について説明します．

ⓐ 関節の構造

関節可動域障害の原因部位としては，**①関節包内**，**②関節包外**，**③関節包内外両方**の3種類があげられます（**表6**）．

1）関節包内構造（**表7**）

関節包内組織の器質的変化は，包内運動に影響を与え，関節可動域障害の原因となります（**図10**）．

表6　関節可動域障害の原因部位

	部位
①関節包内	関節包
	関節腔
	滑液
	関節軟骨
	靱帯
	関節唇・関節円板・半月板
②関節包外	皮膚・皮下組織
	筋・腱
③関節包内外両方	

表7　関節包内構造の役割と関節可動域障害の原因

	役割	原因となる変性	主な疾患
関節包	関節運動の制御 関節の保護	柔軟性の低下 硬化	外傷 炎症 不動
関節腔	関節運動のスペース	関節腔の狭小化 関節遊離体 骨棘形成	変形性関節症 関節内骨折
滑液	摩擦の軽減 関節にかかる圧の分散 衝撃緩和	分泌の低下	加齢
関節軟骨	関節の適合性を高める 衝撃緩和 摩擦の軽減	磨耗 変形 炎症	変形性関節症 関節リウマチ 関節炎
靱帯	関節の安定 関節運動の誘導 関節運動の制御	癒着 短縮 断裂	外傷 炎症

図10 関節の構造

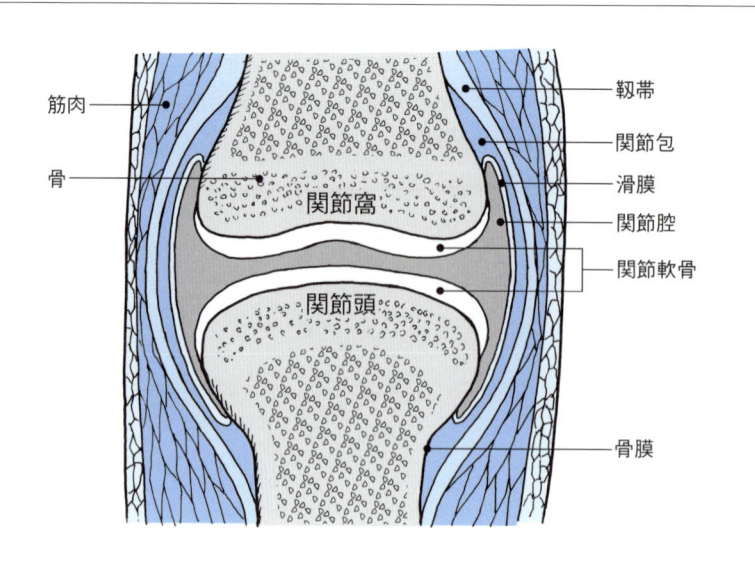

凸面をなす関節頭と凹面をなす関節窩によって構成され，2つの骨端が連結しています．この骨端部が運動の支点として機能し，関節を動かすことができるようになっています．
　骨が連結している部分は関節包で覆われていて，関節包内には骨が動くスペース（関節腔）があり，骨運動を可能にしています．

① 関節包

関節包は**強靭な鞘**のように関節を覆い，**関節の保護や関節運動の制御**を行っています．関節包内層は滑膜で，滑液を関節腔内に分泌しています．関節包は**炎症性の変化，不適切な伸張や関節の固定**（不動）などによって柔軟性を失います（**表8**）．リウマチ性関節炎などにおいては，滑膜の炎症と増殖によって関節包の硬化が生じます．

② 関節腔

関節包に囲まれた閉鎖性の間隙が関節腔で，内部には粘性のある滑液が含まれています．**関節面の破壊・変形**による関節腔の狭小化や消失は，関節可動域障害の原因となります．また，**関節遊離体**（コラム②）や変性関節症の**骨棘形成**などによる**骨の衝突**はスムーズな関節運動を妨げます．

③ 滑液

滑膜から分泌される滑液は，関節軟骨の表面を覆うことで**摩擦力を軽減**させる潤滑油として働きます．関節面への圧力を分散し，**衝撃を吸収**します．

④ 関節軟骨

関節の両骨端表面は関節軟骨で覆われていま

> **コラム②**
> **関節遊離体（関節鼠）とは？**
>
> 関節遊離体とは微細な剥離骨折などによって生じた関節内の骨片のことです．

す．関節軟骨は湿潤性や弾性が高く，関節面の**適合性を高め，衝撃の緩和や摩擦を減少**させます．**磨耗**などによる関節軟骨の**変形や炎症**は，関節可動域障害の原因となります．関節軟骨が破壊される疾患としては，変形性関節症や関節リウマチなどがあります．

⑤ 靭帯

靭帯は骨を連結し，**関節を安定**させ，運動方向以外の**関節運動を抑制**しています．関節炎や外傷後などにみられる**靭帯の癒着や短縮**は，関節可動域障害の原因となります．また，**靭帯の損傷や断裂**は適切な骨運動を妨げる要因となります．

⑥ その他

特定の部位に関節の安定性を高める**関節唇**や，

運動時の衝撃の緩和や摩擦を減少させる**半月板や関節円板**が存在します（図11, 12）．

2）関節包外構造（図13）

関節包外組織のうち，骨・関節運動に直接関与するのは**皮膚・皮下組織**や**筋・腱**です．これらの**柔軟性や伸張性の低下**は関節包内運動に影響を与えます．

① 皮膚・皮下組織

皮膚や皮下組織は柔軟性に富む組織です．**創傷**

表8　不動の原因

- ギプスなどによる固定
- 麻痺
- 痛み
- 長期臥床（安静）　　など

> **コラム③　瘢痕化とは？**
>
> 皮膚が再生する過程で，**コラーゲン線維が過剰に増殖**し，伸張性の少ない結合組織に置き換わった状態です．このような状態では皮膚の柔軟性が低下します．

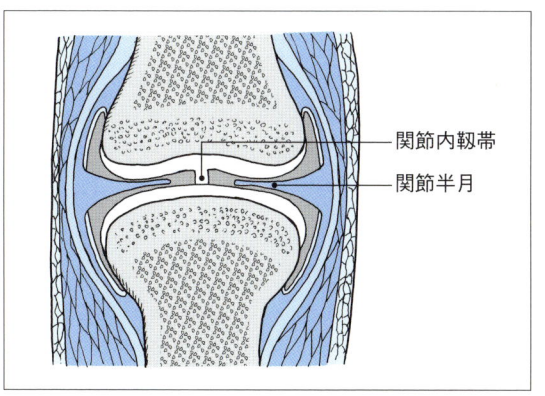

図11　関節半月や関節内靱帯をもつ関節

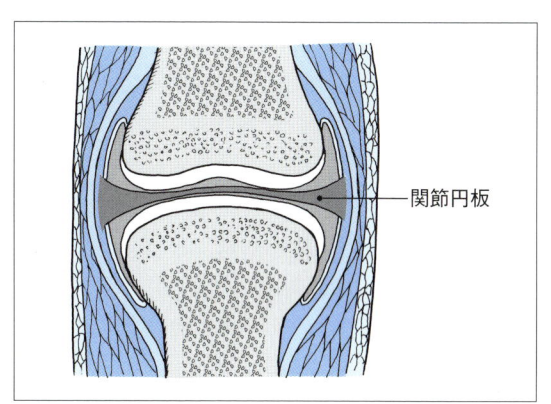

図12　関節円板をもつ関節

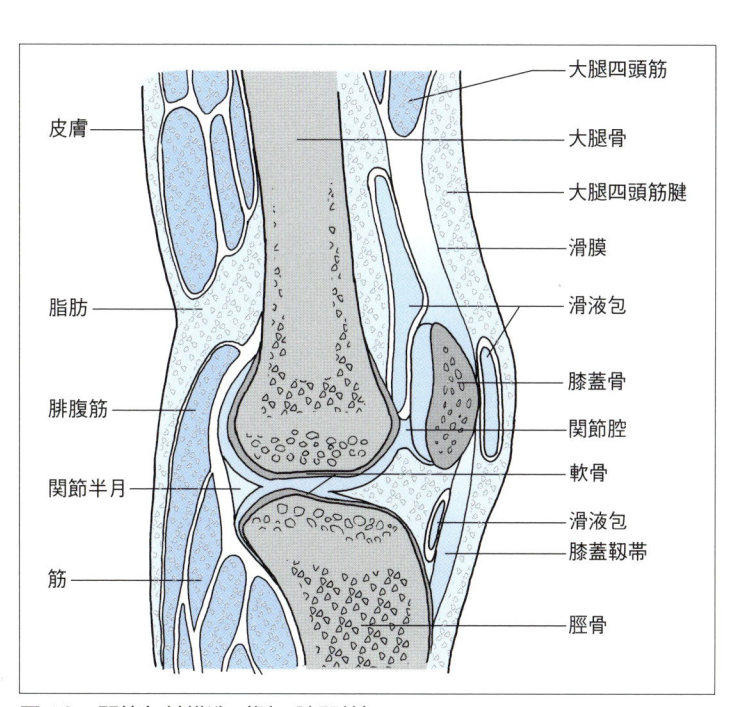

図13　関節包外構造（例：膝関節）

や熱傷による皮膚や皮下組織の瘢痕化（コラム③）や腫脹などによる柔軟性の低下は関節可動域障害の原因となります．

② 筋・腱（骨格筋）

筋は収縮や弛緩によってその長さが変化し，走行に応じた伸張性をもっています．腱は，筋を覆う筋膜が移行したもので骨組織に付着しています．中枢性疾患などによる筋緊張の亢進や不動などによって，関節をまたぐ筋もしくは腱の伸張性の低下や短縮が生じます．

2 関節可動域障害の原因にはどのようなものがあるの？

関節可動域障害の原因としては，関節構成体の損傷や変性，不動，炎症，加齢などがあげられます（表9）．この項では関節可動域障害の原因について説明します．

ⓐ 関節構成体の損傷や変性

関節包内外の損傷や変性などの関節構成体の器質的変化によって，関節可動域障害が生じます．前述した「■ 関節の構成体とその障害」（p.118）に内容を記載しています．

ⓑ 関節の不動

運動麻痺や痛み，長期臥床などによる長期間の関節の不動によって，関節包や靱帯，筋などの伸張性が低下します．不動によって伸張性が低下する原因としては，コラーゲン代謝とコラーゲン線維産生の増加，架橋（コラム④）の乱雑な配列などによるコラーゲン線維の変化（図14），他の軟部組織への癒着などがあげられます．

ⓒ 炎症：安静・痛み・腫脹

炎症による安静，痛み，腫脹は関節可動域障害の原因となります（図15）．炎症時にはニューロンにおける自発放電の増加や弱い刺激に対する異常反応などを示し，痛みを感じやすくなっています．そのため，炎症のある関節を動かす場合は十分な注意が必要です．

ⓓ 浮 腫

浮腫とは，何らかの理由で毛細血管の透過性の亢進やリンパ管の閉塞などが起こり，皮下組織の細胞間隙に水分が貯留した状態です．腫脹時と同様に関節は動きにくくなります．また，浮腫における浸出液には線維素が多量に含まれており，組

コラム④　架橋とは？

架橋とは分子同士の結合のことです．架橋の配列が乱雑になることで組織の伸張性は低下します．

表9　関節可動域障害の原因

関節構成体の損傷や変性	関節包，靱帯，筋，腱の断裂
	関節包，靱帯，筋，腱，皮膚など伸張性の低下
	骨の変形・骨棘形成・関節軟骨の磨耗　　など
不動	関節包，靱帯，筋，腱の伸張性の低下　　など
炎症	安静（による不動）
	痛み（による不動）
	腫脹　　など
浮腫	水分貯留による組織の伸張　　など
加齢	関節包，靱帯，筋，腱の伸張性の低下
	関節軟骨の磨耗・変性
	滑液分泌の減少　　など

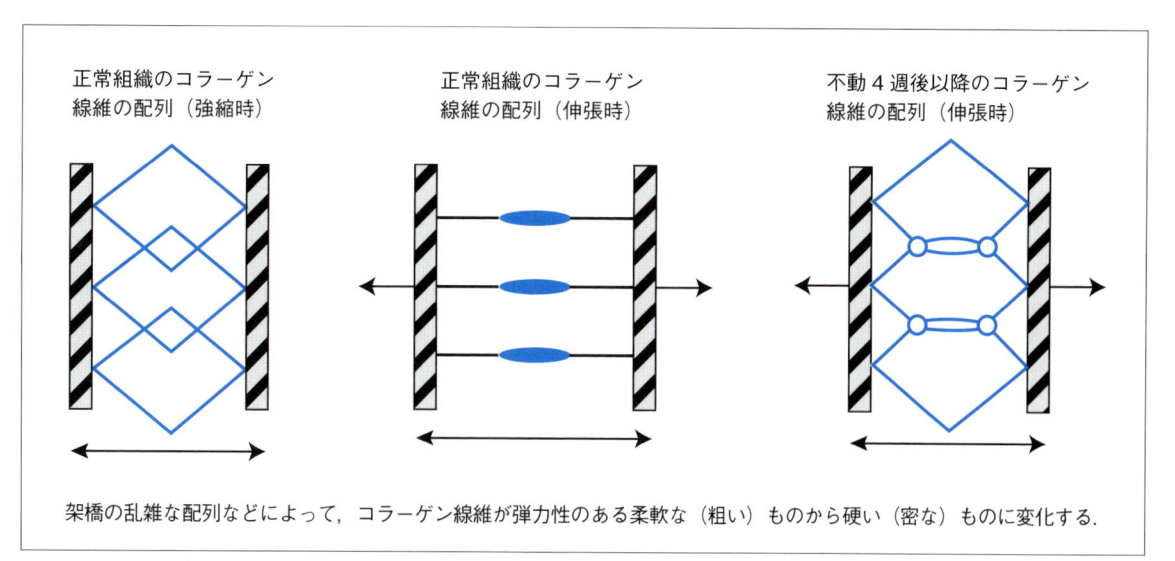

正常組織のコラーゲン線維の配列（強縮時）　　正常組織のコラーゲン線維の配列（伸張時）　　不動4週後以降のコラーゲン線維の配列（伸張時）

架橋の乱雑な配列などによって，コラーゲン線維が弾力性のある柔軟な（粗い）ものから硬い（密な）ものに変化する．

図14　コラーゲン線維の変化　　　　　　　　　　　　　　　　　　　　　　　　　　　　　（沖田・他，2004，文献5より）

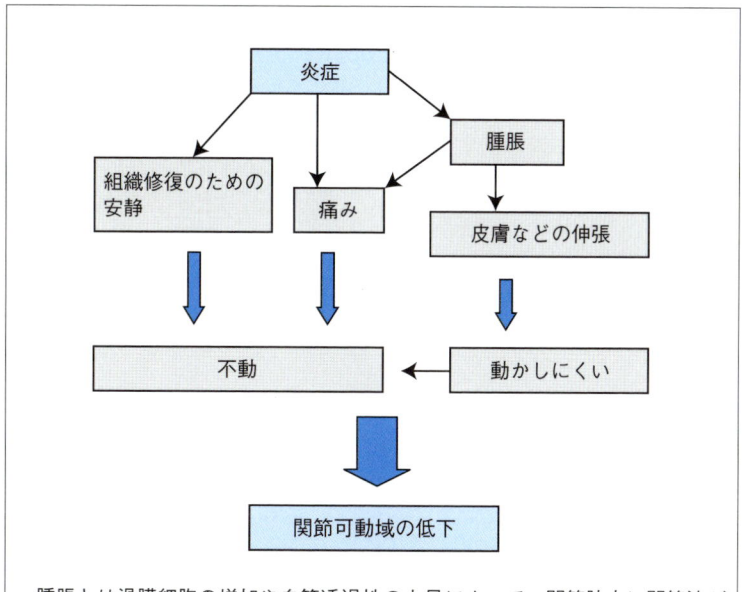

炎症 → 組織修復のための安静／痛み／腫脹 → 皮膚などの伸張 → 動かしにくい → 不動 → 関節可動域の低下

腫脹とは滑膜細胞の増加や血管透過性の上昇によって，関節腔内に関節液が貯留した状態．関節液の貯留によって発痛物質の濃度が上昇して痛みが生じる．また，関節液の貯留により組織は伸張された状態になるため，結果として関節が動きにくくなる．

図15　炎症による関節可動域障害

織の柔軟性は低下しやすくなります．

e）加　齢

　加齢による関節包や靱帯，筋などの**伸張性の低下**や，**関節軟骨の磨耗や滑液分泌の減少**などによって，円滑な骨運動が生じにくくなります．高齢者では**さまざまな原因が重なり，互いに影響しあう悪循環**となって，関節可動域障害が生じている例が多くみられます．

Ⅲ. 筋力低下のメカニズム

> **はじめに**
>
> 私たちは筋力によって，随意的に関節を動かすことが可能になります．また，筋力が発揮されることによって，座位や立位などの姿勢保持や日常生活を行ううえでのさまざまな動作，運動が行えるようになります．筋力は使用しないことによって低下します．筋力低下が生じると，動作や運動が困難になるばかりでなく，活動性（耐久性）の低下を招きかねません．そのため，関節可動域障害と同様にその予防を含めて，理学療法の対象となる頻度の高い症状です．筋力低下は疾患を含め，さまざまな原因で起こります．この節では，筋力がどのように発揮されるのかといった理解をふまえて，筋力が低下する原因について説明します．

　骨格筋は随意運動や姿勢の維持に働きます．筋力低下は運動やさまざまな動作を困難にします．また，筋力低下は生活における活動性に影響を及ぼし，さらなる筋力低下を引き起こす悪循環になりかねません（**図16**）．そのため，筋力低下の予防や改善は，関節可動域障害と同様に，理学療法の対象となる頻度の高い障害です．

1　筋力はどのように発揮されるの？：筋力低下の原因を理解するために

　筋力は筋が収縮することによって発揮されます．筋収縮は，意思決定などの高次脳機能を含めた中枢神経や脊髄，末梢神経，さらには筋や関節などの機能によって成り立っています．したがって，そのいずれかの部位に異常が起これば，正常な筋収縮は障害され，筋力低下を引き起こすことになります．筋力を構成する要素には大きく分け

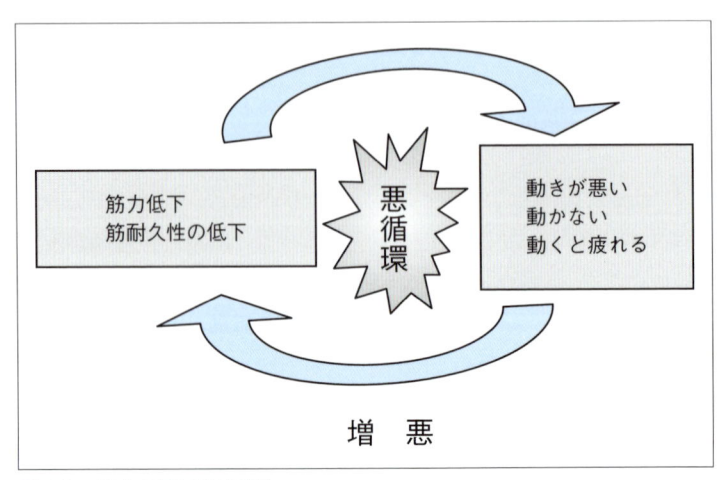

図16　筋力低下の悪循環

て，**命令系統としての神経系**と，**命令によって機能する筋自体の働き**の2つがあります（図17）．

a 随意運動の命令系統

随意運動の命令が，どのような経路によって筋に情報が伝達されるのか，詳しく説明します．

① 大脳皮質の運動性皮質：運動野からの運動命令

大脳皮質の中心前回にある**一次運動野や補足運動野，運動前野**から随意運動の命令が起こるといわれています（図18）．**小脳では筋収縮のタイミングの決定**など，**大脳基底核では運動の開始や調整**などを行っています．

② 錐体路と錐体外路：脳からの指令を脊髄に伝達する経路（一次運動ニューロン）

運動野からの随意運動の命令は**錐体路**によって伝達されます．錐体路には皮質脊髄路などがあり（図19），これらは脳幹部位で左右に交差しているため（錐体交叉），右の内包が障害されると，反対側である左上下肢の麻痺などが生じます．

大脳基底核からの情報は**錐体外路**によって伝達されます．錐体外路には皮質赤核脊髄路などがあり，**協調運動や円滑な運動に関与**しています．

③ 脊髄（前角細胞）：錐体路から各末梢神経への伝達（二次運動ニューロン）

錐体路からの情報は，**脊髄の前角細胞に伝達**され，α運動ニューロンを興奮させます．α運動ニューロンの終末は半球状に膨らみ，筋線維の終板との間で神経筋接合部を形成します．

④ 神経筋接合部：末梢神経から筋への伝達

脊髄からのα運動ニューロンが筋に接する部位を**神経筋接合部**といいます（図20）．脊髄からの情報が神経終末部に到達すると，神経終末部の膜から神経伝達物質である**アセチルコリンがシナプス間隙に拡散**して，筋線維の膜を刺激します．

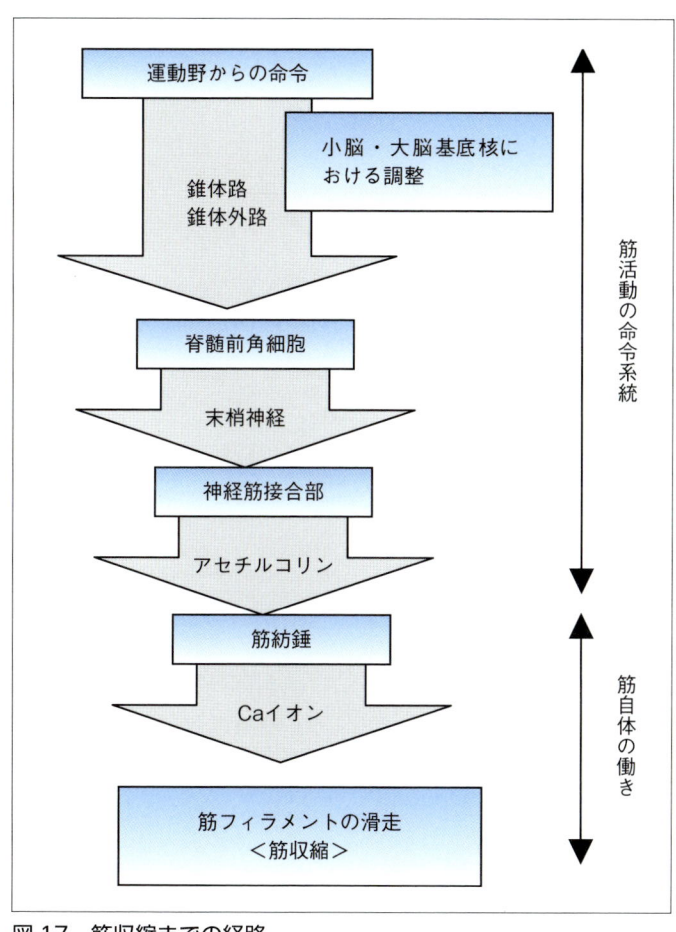

図17 筋収縮までの経路

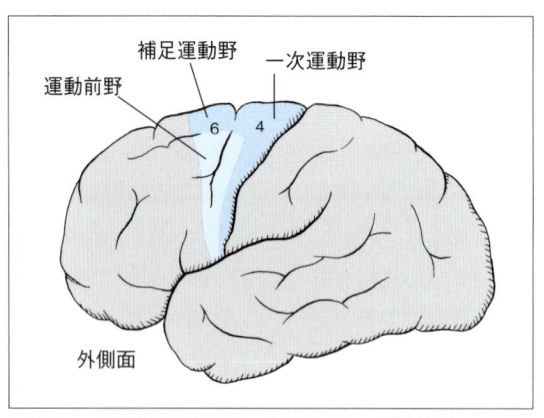

図18 大脳皮質運動野：大脳皮質の機能局在

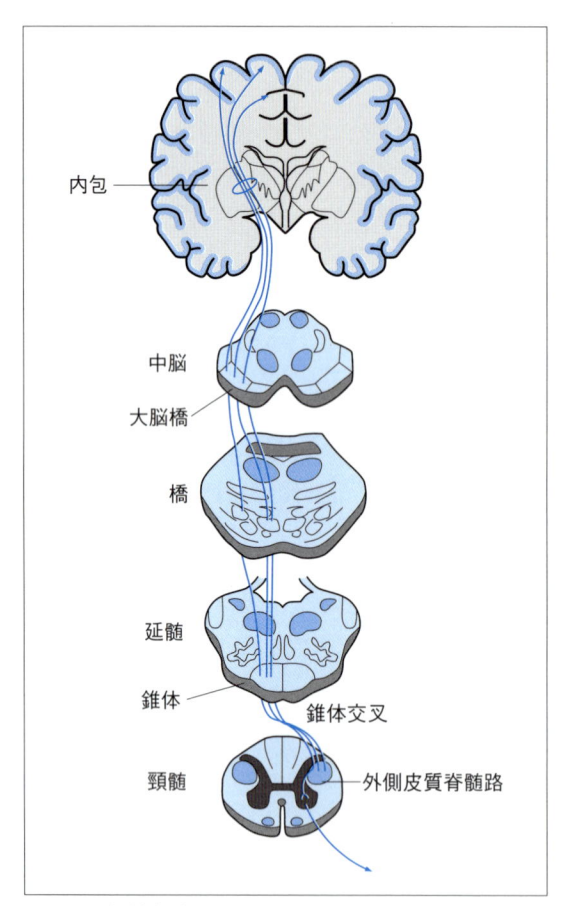

図19 皮質脊髄路

神経筋接合部において，1本のα運動ニューロンは複数の筋線維を支配しています．そして，1本のα運動ニューロンの支配を受ける筋線維群は常に同時に活動するため，1つの機能的単位として**運動単位**とよびます（**図21**）．

b 筋の構造と収縮のメカニズム

筋力が発揮されるためには，筋自体の機能も大きく影響します．**筋萎縮**（筋線維量の減少）や筋収縮のための**エネルギー不足**は，筋力低下の原因となります．次に，骨格筋の構造と骨格筋が収縮

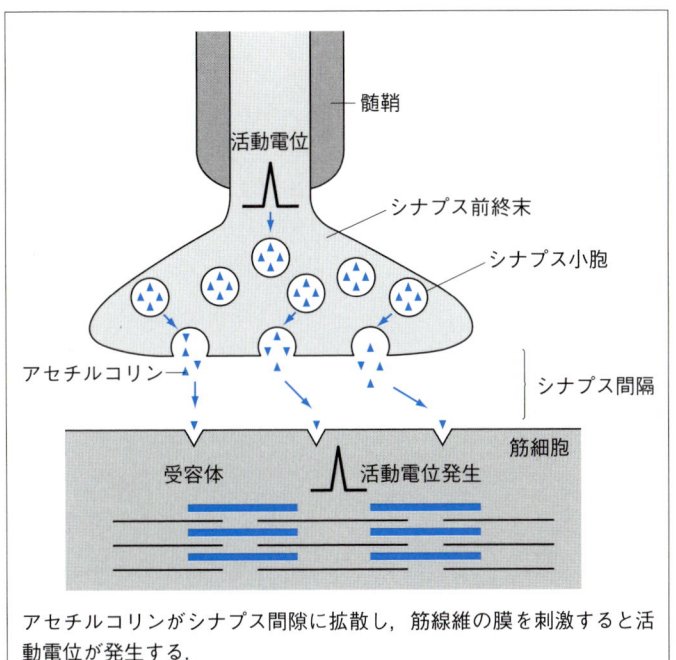

アセチルコリンがシナプス間隙に拡散し，筋線維の膜を刺激すると活動電位が発生する．

図20 神経筋接合部

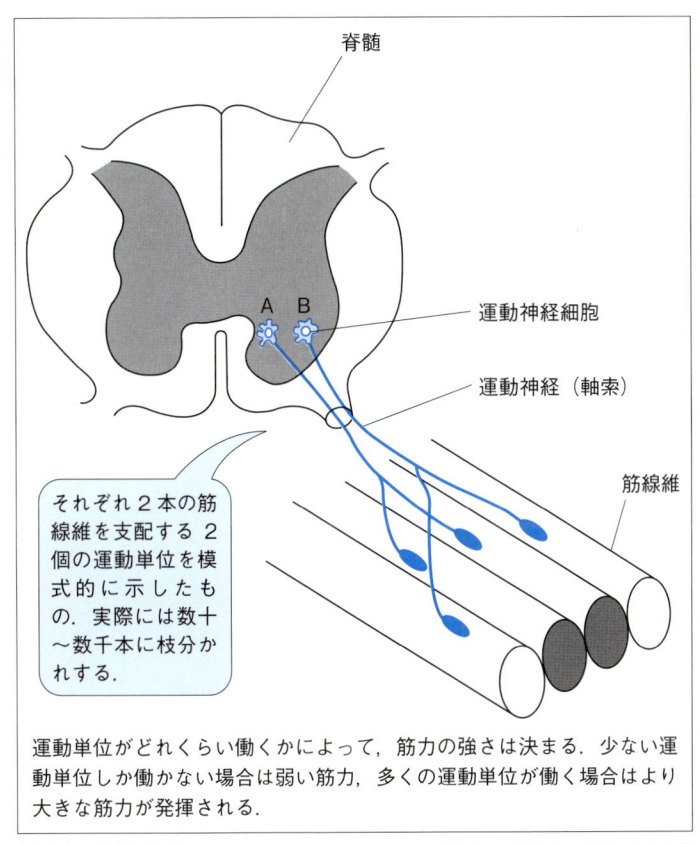

それぞれ2本の筋線維を支配する2個の運動単位を模式的に示したもの．実際には数十〜数千本に枝分かれする．

運動単位がどれくらい働くかによって，筋力の強さは決まる．少ない運動単位しか働かない場合は弱い筋力，多くの運動単位が働く場合はより大きな筋力が発揮される．

図21 運動単位　　　　　　　　　（谷本，2008，文献6より）

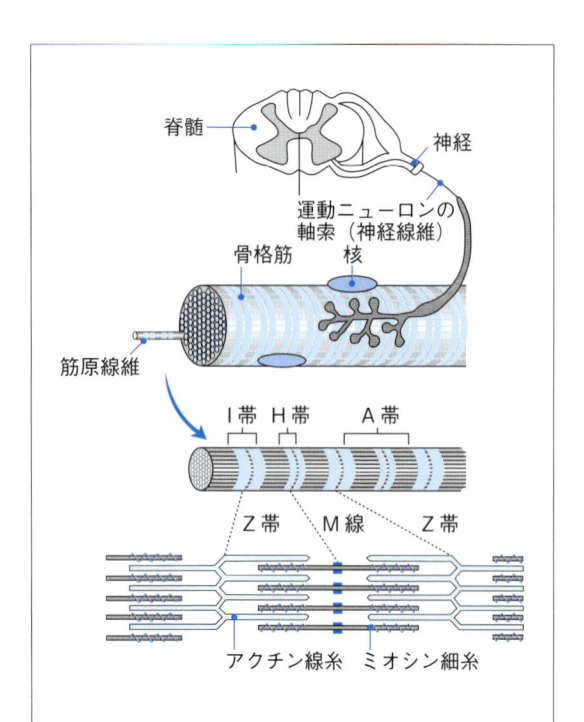

するメカニズムについて説明します．

① 筋の構造

筋は筋線維とよばれる細い線維状の束で構成されています．**筋線維**はさらに**筋原線維**から構成されており，**ミオシンフィラメント**と**アクチンフィラメント**が交互に規則正しく配列されています（図22, 23）．

② 筋収縮のメカニズム

α運動ニューロンからの情報伝達により**アセチルコリンが放出**されると，骨格筋線維に発生した活動電位は横行小管に伝達され，筋小胞体を刺激し，カルシウムイオンが筋節内に放出されます．**カルシウムイオンが放出**されると，筋節において**アクチンフィラメント**と**ミオシンフィラメントがお互いの間に滑り込み**，筋節が短くなることによって**筋が収縮**します（筋収縮の滑走説）．

③ 筋収縮に必要な栄養素

筋収縮には**アデノシン3リン酸（ATP）**によって得たエネルギーを必要としますが，ATPはカルシウムが存在する時のみ役割を果たすことができます．このATPを産出するために働くのが，**好気性代謝（ミトコンドリアのTCA回路）**と**嫌気性代謝（解糖系）**，**クレアチンリン酸代謝**です．

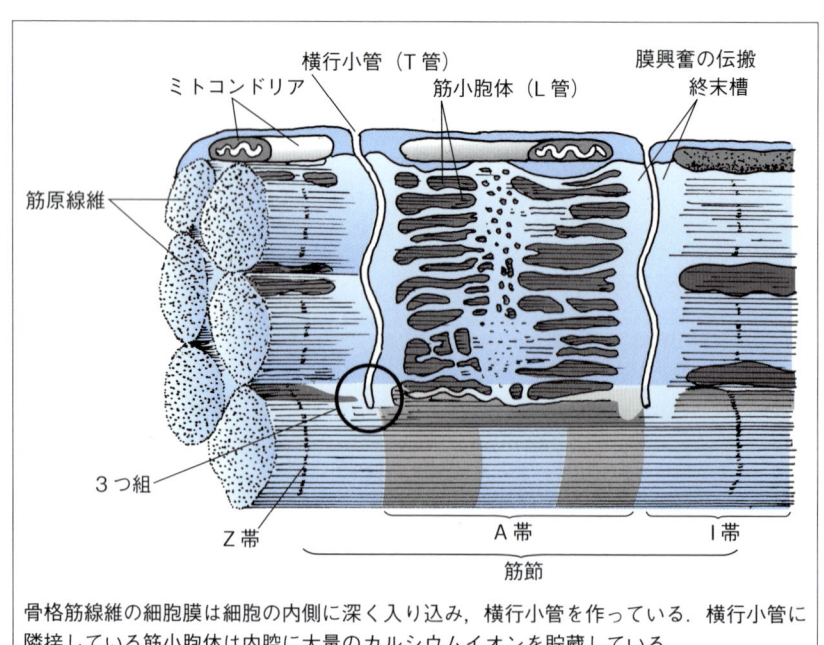

図22 筋の構造　　　　　（松村，2005，文献7より）

ミオシンフィラメントの部分は暗くみえるA帯，アクチンフィラメントしかない部分は明るくみえるI帯，I帯の中央がZ帯である．この隣り合うZ帯の間を筋節といい，筋収縮の基本単位となる．

図23 筋の微細構造：筋小胞体と横行小管　　（今本，2004，文献8より）

骨格筋線維の細胞膜は細胞の内側に深く入り込み，横行小管を作っている．横行小管に隣接している筋小胞体は内腔に大量のカルシウムイオンを貯蔵している．

④ 筋線維のタイプ

筋線維はその性質などからⅠ線維とⅡ線維に大別されます（表10）．

2 筋力低下の原因にはどのようなものがあるの？

骨格筋の筋力低下は，外傷や疾病などによって筋収縮の命令系統である**神経系や筋自体の障害**，骨折などにおけるギプス固定や長期臥床などによる**廃用**，**加齢**などにより生じます．筋力低下をきたす疾患としては，神経系に原因がある**神経原性疾患**や，**神経筋接合部の疾患**，筋肉自体に原因がある**筋原性疾患**などがあります．この項では，筋力低下の主な原因（表11）について説明します．

ⓐ 神経原性：神経系の障害

神経系の障害が原因となり筋力低下をきたす疾患を神経原性疾患といいます．神経原性疾患は**中枢神経系が障害される疾患**と**末梢神経の障害**によるものに大別され，その神経が支配している領域に麻痺や筋力低下が生じます．

ⓑ 神経筋接合部の障害

重症筋無力症など，神経筋接合部の障害によって筋力低下が生じます．

ⓒ 筋原性：筋自体の障害

筋自体に原因があり，筋萎縮や筋力低下をきたす疾患を**筋原性疾患**といいます．**筋線維の破壊・変性（壊死）**などが生じます

表10　筋線維のタイプ

	Ⅰ線維（遅線維・赤筋）	Ⅱ線維（速筋・白筋）
主な栄養源	血液から供給される酸素とグルコースから定常的にATPを算出することができる	グリコーゲン含量が多く，グリコーゲンの無酸素的分解により多量のエネルギーを得ることができる
筋収縮の特徴	収縮速度が遅い 発揮張力が小さい 疲労しにくい	収縮速度が速い 発揮張力が大きい グリコーゲン不足により疲労しやすい
主な筋	姿勢の維持に関わる筋など	眼筋や手指の筋など

表11　筋力低下の原因

	分類	原因と疾患
神経原性	中枢性	脳血管障害，脳腫瘍，脳性麻痺，脊髄疾患
	末梢性 （ニューロパチー）	末梢神経損傷：外傷や代謝異常，炎症など 神経根障害：ギランバレー症候群や脊椎症など 脊髄前角細胞の障害：筋萎縮性側索硬化症など
神経筋接合部		重症筋無力症　筋無力症候群
筋原性	ミオパチー	筋ジストロフィー症* 　多発筋炎
廃用性	不動性（固定性）	ギプスなどによる固定，安静，長期臥床による筋活動の制限
	不働性（廃用性）	麻痺などにより筋の働きが生じない状態
加齢	筋肉量減少 （サルコペニア）	運動単位数の減少 速筋優位の筋萎縮 筋細胞数の減少　　など

*筋ジストロフィーでは筋線維の破壊・変性（壊死），結合組織の増生や脂肪組織の浸潤などがみられ，筋萎縮と筋力低下が進行する．

d 廃　用

　長期間使用しないことによって筋は萎縮し，筋力低下が生じます．神経系や筋自体に病変がなく，二次的に生じているため，適切なトレーニングで改善が図れます．

e 加　齢

　加齢による選択的な筋萎縮や神経系の機能低下などにより，筋力低下が生じます（図24）．高齢者における筋力低下は，生活状況の影響を受けている場合も多くみられます（図25）．

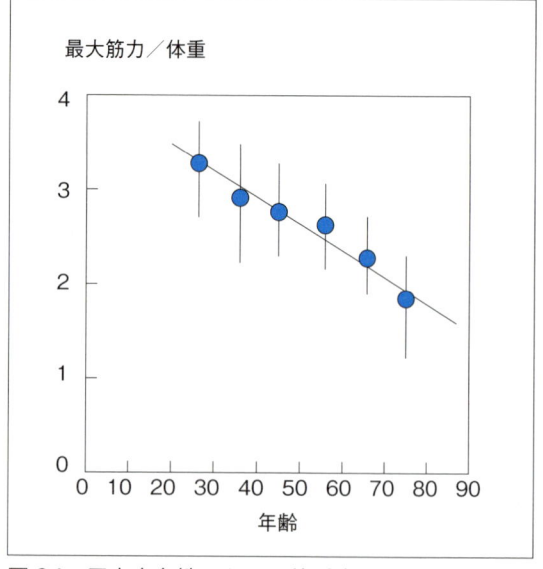

図24　日本人女性における体重当たりの脚・股関節伸展筋力（等尺性最大筋力）の加齢変化

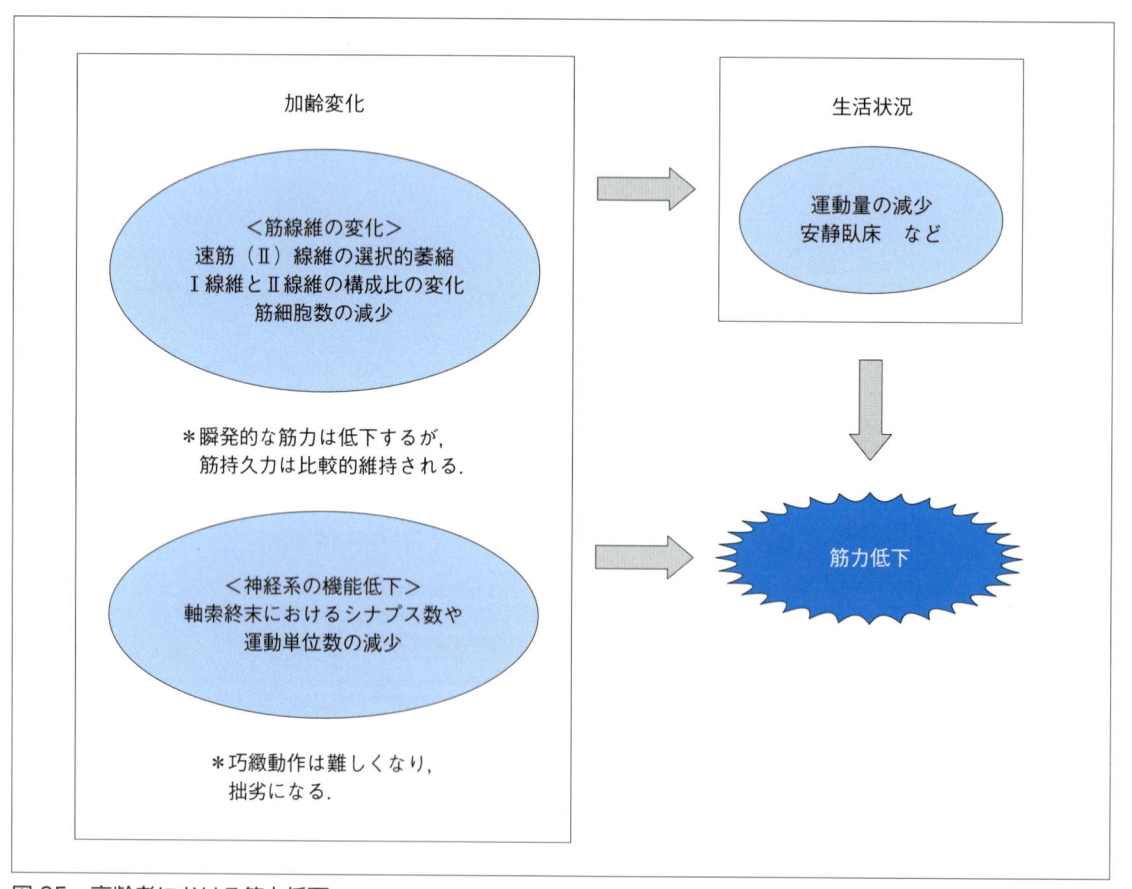

図25　高齢者における筋力低下

Ⅳ．創傷，靱帯損傷治癒のメカニズム

はじめに

人体は，多くの細胞から成り立っています．そして，同じような構造・機能をもった細胞の集合を組織といいます．組織には皮膚などの上皮組織，靱帯や骨などの結合組織，筋組織，神経組織があります．組織は外傷などにより損傷しますが，切り傷が時間によって自然に治ってしまうなど，多くの組織には再生する能力が備わっています．この再生できる能力は，組織の種類や損傷の程度などによって影響を受けます．皮膚は靱帯と比べて，高い再生能力をもっています．この節では，上皮組織である皮膚と結合組織である靱帯が損傷を受けた後，どのように再生し，修復されるのか，その組織の特性などを含めて説明します．

切り傷などの創傷は自然に治ることもありますが，靱帯損傷では再建術などの適切な治療を必要とすることが多いです．この治癒過程の違いはどのようなことから生じるのでしょうか？　この項では，創傷で傷害される皮膚と靱帯の組織とその特性（**表12**）をふまえて，創傷と靱帯損傷治癒のメカニズムについて説明します．

表12　人体を構成する組織

種類	例
上皮組織	皮膚，消化管，気道，肺胞，膀胱など
結合組織	靱帯，骨，軟骨，脂肪など
筋組織	骨格筋，心筋，平滑筋
神経組織	神経細胞，神経膠細胞

1　創傷治癒のメカニズムは？

創傷とは，体や臓器の表面が離断された状態です．次に，皮膚切開を例にして，創傷治癒のメカニズムについて説明します．

ⓐ 皮膚はどのような構造をしているの？

皮膚は，表層にある**表皮**と深層の**真皮**の**2層構造**をしています（図26）．

① 表皮

表皮には血管がありませんが，深層の真皮からの血液により十分に酸素と栄養が供給されるため，**損傷を受けても素早く再生・修復**されます．真皮に接している表皮層では，1日に100万個もの新しい細胞が産出されます．表皮表層の古い細胞ははがれ，新しい細胞によって置き換えられます．

② 真皮

真皮は，ゲル状の基質に含まれた**コラーゲン線維や弾性線維**を多く含み，**血管**や感覚受容器，汗腺などが存在します．

ⓑ 皮膚創傷治癒の過程：創傷はどのように修復するの？

創傷は，次に説明する過程を経て修復されます（図27，28，表13）．

① 血液凝固期

出血によって，外部からの病原体の洗浄が行われます．続いて，血小板や血液凝固因子活性化によって**血液が凝固**することで，**創部を一時的に閉**

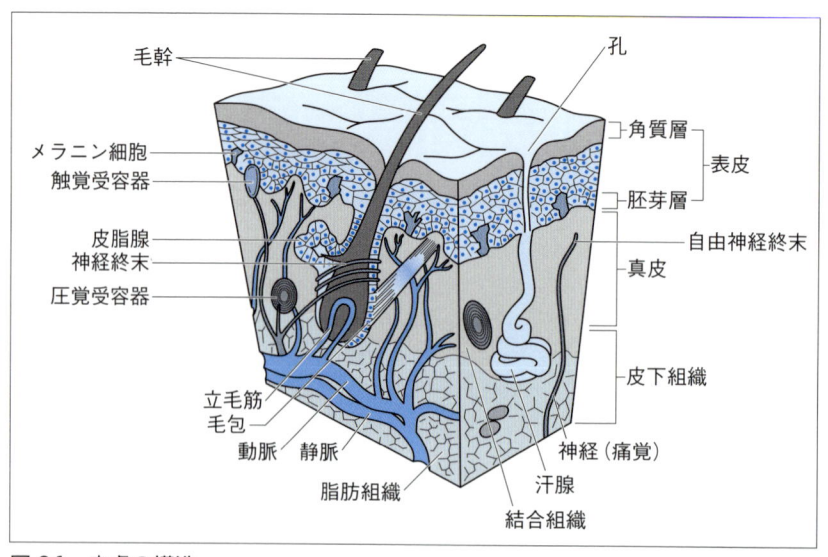

図26 皮膚の構造

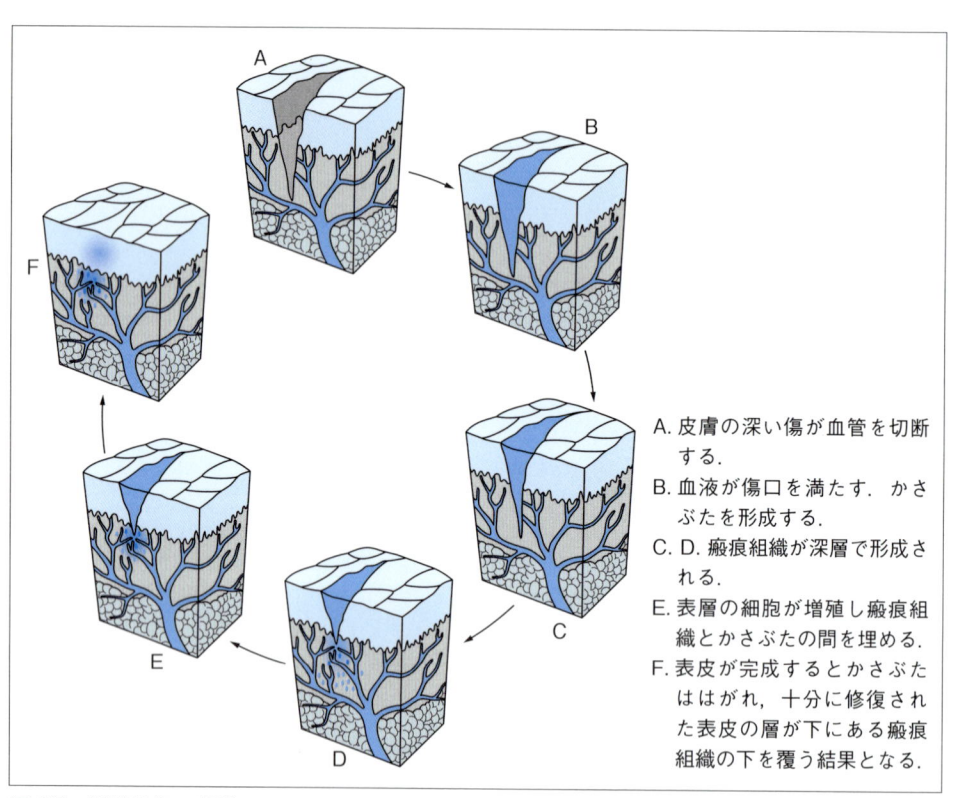

図27 組織修復の段階

A. 皮膚の深い傷が血管を切断する．
B. 血液が傷口を満たす．かさぶたを形成する．
C. D. 瘢痕組織が深層で形成される．
E. 表層の細胞が増殖し瘢痕組織とかさぶたの間を埋める．
F. 表皮が完成するとかさぶたははがれ，十分に修復された表皮の層が下にある瘢痕組織の下を覆う結果となる．

（Barbara H, 2003, 文献9より）

鎖し，機械的刺激や乾燥などから**創部を保護**します．血小板から分泌された血小板由来成長因子により炎症細胞の遊走が誘導され，炎症期に移行します．

② 炎症期

炎症期には**好中球やマクロファージ**が切開部位に集まり，**侵入した微生物や損傷細胞を除去**します．マクロファージは，細胞成長因子を分泌し，上皮化や肉芽形成が促進されます．

③ 細胞増殖期

炎症期後，欠損部位を補うために，**線維芽細胞や血管内皮細胞などが増殖**し，**肉芽形成**が起こり

ます．また，肉芽が形成されると表皮細胞が増殖し，**上皮化が進行**します．創閉鎖には上皮化のみでなく，**創収縮**が極めて重要となります．創収縮とは，線維芽細胞の一部が平滑筋に似た筋線維芽細胞に変化し，成熟コラーゲンの成形とあいまって，強力な収縮力を獲得することです．創収縮において収縮機構が制御されずに進行すると，収縮力の少ない肥厚性瘢痕（ケロイド）が形成されることになります．

④ 成熟期（組織再構築期）

上皮化により創表面が表皮に覆われてくると，成熟期へ移行します．創部閉鎖の段階で過剰に**増殖，合成された線維芽細胞や血液組織などが消失し，再構築**され，安定した組織へと変化します．

2 靱帯損傷治癒のメカニズムは？

靱帯は皮膚と比較して，**栄養血管が極めて乏しい**ため，いったん損傷されると機能的，生体力学的に十分に再生させることが困難です．また，関節包内靱帯や関節包外靱帯では血行状態などが異なり，修復経過も一定ではありません．この項では，靱帯損傷後の治癒のメカニズムについて，靱帯の組織や役割などをふまえて，説明します．

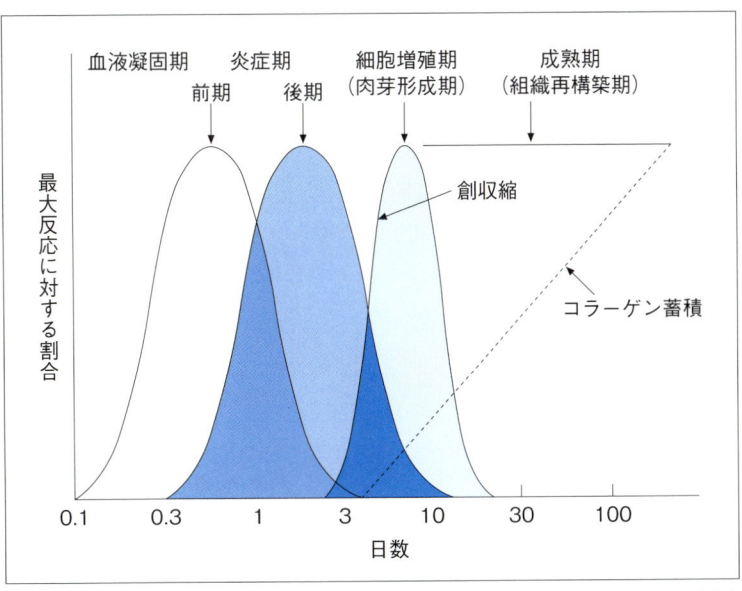

図28 創傷治癒の経時的変化　（橋本，2004，文献9より一部改変）

表13　創傷の治癒過程

	おおよその期間	行われること
① 血液凝固期	受傷直後〜数時間	出血による病原体の洗浄 血液凝固による創部の閉鎖，保護 血小板から分泌された血小板由来成長因子による炎症細胞の誘導
② 炎症期	受傷後24時間〜96時間	好中球やマクロファージによる微生物や損傷細胞の除去 細胞成長因子の分泌による上皮化や肉芽形成の促進
③ 細胞増殖期	受傷後48時間〜4週間	線維芽細胞や血管内皮細胞などの増殖，肉芽形成 表皮細胞の増殖，上皮化の進行 創収縮
④ 成熟期 （組織再構築期）	受傷後数週間〜数年	創部閉鎖の段階で過剰に増殖した線維芽細胞や血液組織が消失 皮膚の再構築

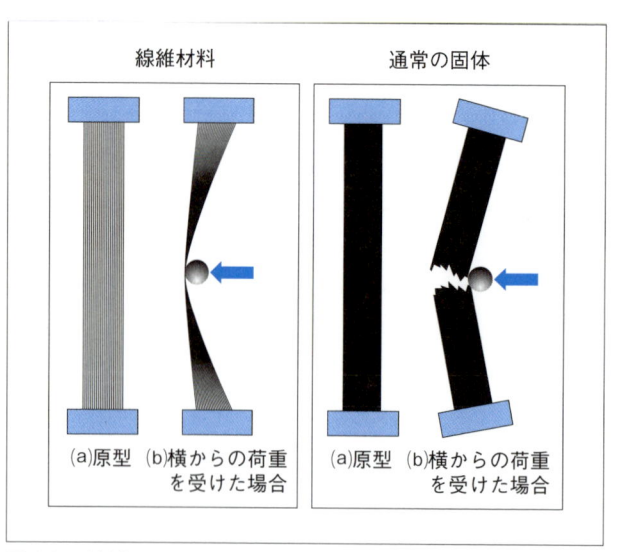

図29 線維のしなやかさの図解（馬渕，2008，文献11より）

（a）原型　（b）横からの荷重を受けた場合

線維材料　通常の固体

ⓐ 靱帯はどのような組織でできているの？

関節包の線維膜の一部に**強靭な結合組織線維**が発生したものが靱帯です．靱帯は，細胞間基質に多量の膠原線維と弾性線維を含む**強靭なコラーゲンの線維束**です．靱帯のコラーゲン線維は不規則な方向に絡み合っており，**ゴムのような弾性**があります．そのため，関節を構成する骨を連結する**強い支持性**があり，かつ，張力がかかることで**伸びる**ことが可能になっています（**図29**）．

ⓑ 靱帯の損傷の原因にはどのようなものがあるの？

靱帯は，一度に大きな外力が加わることや負荷が繰り返し加わることによって損傷します（**表14**）．サッカーやバスケット，スキーなどの**スポーツ場面における接触や転倒**などによって，靱帯損傷が生じる例が多くあります（**スポーツ外傷**）．

ⓒ 手術することなく，靱帯が治癒するための条件とは？

靱帯が損傷した後の治癒や修復に関しては，**靱帯の損傷の程度や，靱帯への血液供給状況，損傷後の靱帯の環境（固定や負荷など）**が関与します．手術することなく，靱帯が治癒するためには，**表15**に示す条件が必要となります．

表14　頻度の高い靱帯損傷部位

		症状
膝関節	前十字靱帯 後十字靱帯 内側側副靱帯 外側側副靱帯	など
足関節	前距腓靱帯 踵腓靱帯	など
肘関節	内側側副靱帯	など

ⓓ 損傷した靱帯はどのように再生・修復されるの？

手術しない場合，損傷した靱帯は表15に示した条件下にて，**炎症期，増殖期，再造形期および成熟期を経て修復**します（**表16**）．機能的には**さらに強い強靭さと弾力性が要求**されることになります．

① 炎症期：受傷後数日

靱帯の損傷部位には**マクロファージ**などが集まり，出血によって形成された**凝血塊**や，壊死した靱帯組織で構成される**肉芽組織を除去**します．

② 増殖期：受傷後1週間から数週間

コラーゲン線維を生成する**線維芽細胞が出現**して，靱帯組織の成分であるコラーゲン細胞基質の再生が活発になります．血管も新生されます．

③ 再造形期：数週間から数カ月に及ぶ時期

断裂部は厚い半透明の**新しい組織で埋められ，**

表15 手術することなく靱帯が治癒するための条件

①損傷靱帯の連続性	損傷された靱帯の連続性が保たれていること，すなわち，靱帯損傷の程度が1度もしくは2度*であることが必要である
②血行状態	組織の修復過程に必要な白血球やリンパ球，マクロファージなどを供給する血液が損傷部位に供給されることが必要である
③損傷靱帯の修復と固定	損傷した靱帯に強大な負荷がかかると靱帯はさらに損傷し，連続性が損なわれるため，負荷がかからない位置に関節を修復，固定する必要がある
④修復中の靱帯への張力負荷	靱帯は固定によってその強度が急速に失われ，靱帯の力学的特性は運動によって向上する．損傷靱帯の強度は，固定を続けているよりも早期から断端が離開しない程度の運動を負荷した場合に回復が早く，損傷靱帯の再生や修復が促される

＊靱帯損傷の程度は1〜3度に分類される．1度はいわゆる捻挫で，明らかな靱帯損傷を伴わないものである．2度は靱帯の部分断裂，3度は靱帯の完全断裂した状態である．

表16 靱帯の再生過程

	おおよその期間	行われること
①炎症期	受傷後数日	マクロファージなどによる凝血塊や肉芽組織が除去される
②増殖期	受傷後1週間〜数週間	線維芽細胞が出現し，コラーゲン細胞基質の再生が活発になる．血管が新生する
③再造形期	数週間〜数カ月に及ぶ時期	断裂部が新しい組織で埋められ，連続性が回復する．新しい組織の線維芽細胞は，数が多く，大きな円形状をしている．コラーゲン線維の走行も一定ではない
④成熟期	損傷後数カ月〜数年	円形状であった線維芽細胞が変化し，数も減少する．コラーゲン線維が，負荷のかかる方向と一致した走行を示すようになる

連続性が回復します．しかし，この新しい組織は，正常の組織とは異なり，線維芽細胞の数は多く，大きな円形状をしています．また，コラーゲン線維の走行も一定ではありません．
④ 成熟期：損傷後数カ月から数年

円形状であった**線維芽細胞は，扁平な細長い細胞に変化**し，数も減少します．**コラーゲン線維**は負荷のかかる方向と**一致した走行を示す**ようになり，より**強靱な組織，靱帯**となります．

V. 筋細胞の壊死と再生のメカニズム

はじめに

筋肉は，多くの筋細胞により構成されています．筋細胞は，高強度な筋力トレーニングや外傷，疾患などによって壊死します．筋細胞の壊死によって，痛みや筋の伸張性の低下が生じます．また，筋細胞の壊死による筋萎縮などは筋力低下を引き起こし，運動や日常生活における動作の妨げになります．しかし，筋組織には血液供給が豊富であるという，また筋細胞にはすばやく再生機構を開始できるという特徴があります．それでは，筋細胞の壊死や再生はどのように起こっているのでしょうか？　この節では，筋細胞の構造や特徴を含めて，筋細胞の壊死・再生のメカニズムについて説明します．

高強度の筋力トレーニングや筋挫傷などの**外傷，疾病など**によって，骨格筋の**筋細胞は壊死**し，**痛みや筋の伸張性の低下，筋萎縮**が生じます．また，筋組織には血液供給が豊富であり，**すばやく再生機構を開始できる**という特徴があります．それでは，骨格筋の壊死や再生はどのようなメカニズムで起こっているのでしょうか？　この項では，筋細胞の壊死と再生のメカニズムについて，筋線維の構造などをふまえて説明します．

1 筋細胞の構造：筋細胞はどのような構造をしているの？

筋細胞の表面は**筋鞘**とよばれる細胞膜で覆われています．筋鞘は，筋線維内部に深く入り込み**横行小管**を形成しています．横行小管に隣接している**筋小胞体はカルシウムイオンを貯蔵**しています（**図30**）．筋鞘内部では，太いミオシンフィラメントと細いアクチンフィラメントの**筋原線維**が，

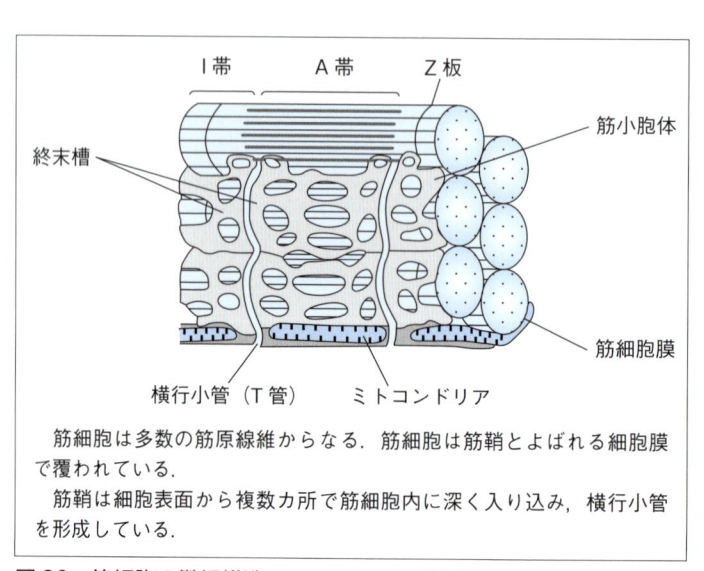

図30　筋細胞の微細構造　　　　　（鈴木，2008，文献12より）

筋細胞は多数の筋原線維からなる．筋細胞は筋鞘とよばれる細胞膜で覆われている．

筋鞘は細胞表面から複数カ所で筋細胞内に深く入り込み，横行小管を形成している．

図31　骨格筋の構造　　　　　　　　　　（鈴木，2008，文献12より）

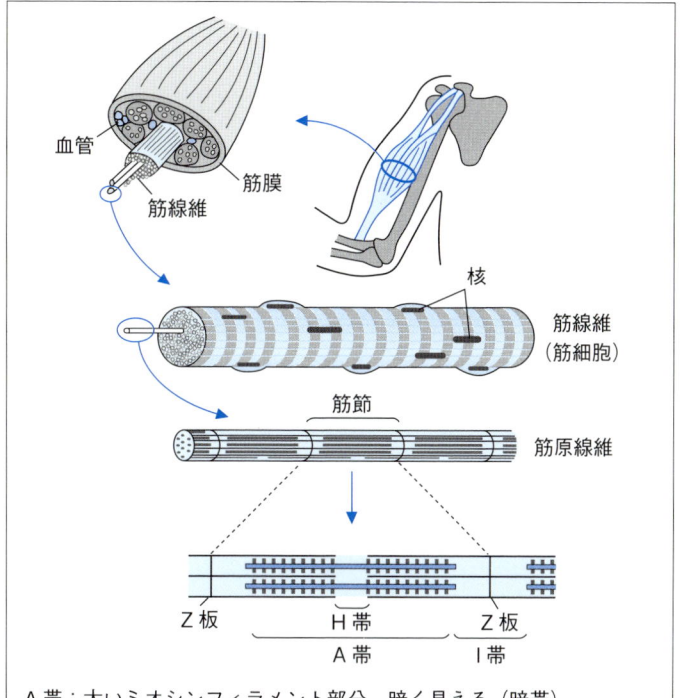

A帯：太いミオシンフィラメント部分．暗く見える（暗帯）．
I帯：細いアクチンフィラメントしかない部分．明るく見える（明帯）．
Z板（帯）：I帯の中央．筋節の両端で網目状の構造をもつ．
H帯：A帯の中央の太いミオシンフィラメントだけの部分．

交互に規則正しく配列されています（図31）．

2 骨格筋の血管はどう動いているの？

骨格筋は**血管が豊富に存在**しています（図32）．筋肉内の血管の収縮や拡張は自律神経の支配によって起こりますが，**運動によって**生じた酸性代謝産物も**毛細血管の拡張**を促します．弱いあるいは中等度の筋収縮では毛細血管の血流は増加しますが，**強収縮では**筋内圧が上昇して**血流の遮断**が起こります．また，筋の毛細血管は**運動の継続によって増加**します．

3 筋細胞はどのように壊死するの？

外傷や疾病，麻酔剤などの化学物質によって**筋細胞の細胞膜が破壊**されると，細胞内に**高濃度のカルシウムイオンが流入し，筋原線維が過収縮**します．また，筋細胞内へ高濃度のカルシウムイオンが流入することにより，**蛋白分解酵素が活性化**し，過収縮を起こした筋原線維の**Z帯は消失**します．同時に筋細胞内のミトコンドリアなどの**細胞内小器官に不可逆性の変性**が起こり，筋細胞は壊死します（図33）．

4 筋細胞はどのように再生するの？

筋組織には損傷に応答してすばやく再生機構を開始できる能力が備わっています．筋細胞は**筋衛星細胞が活性化し筋芽細胞**となり，さらに**筋管細胞を経て，筋原細胞となる**ことで再生します（表17，図34）．

① 壊死した筋細胞の除去：マクロファージの働き

壊死した筋細胞は組織内で吸収されるか，**多核白血球やマクロファージによって除去**されます．また，マクロファージは筋細胞の再生に関与する

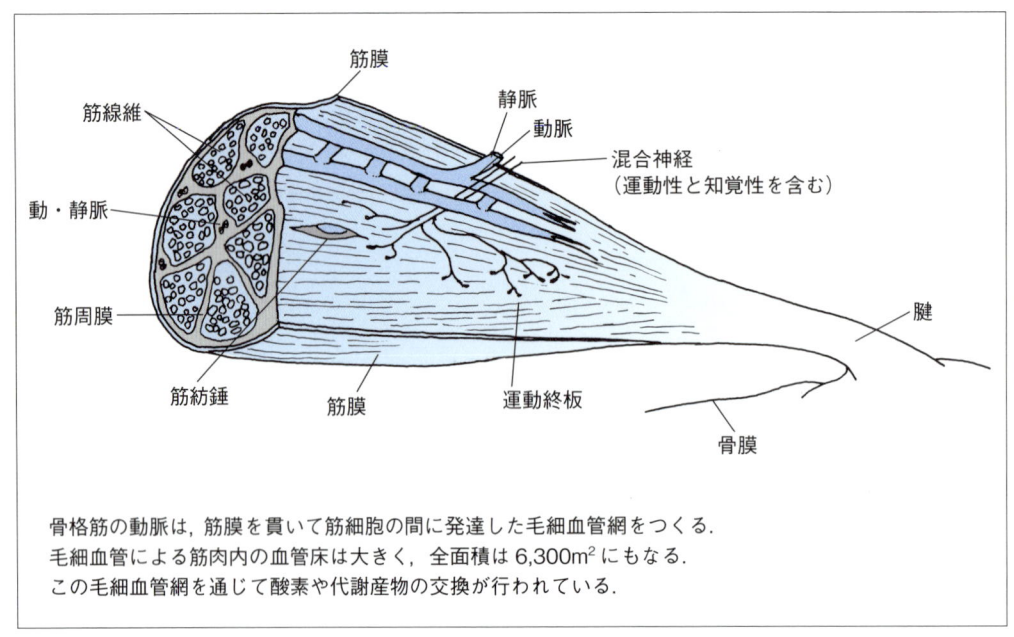

図32 骨格筋の血管

骨格筋の動脈は，筋膜を貫いて筋細胞の間に発達した毛細血管網をつくる．
毛細血管による筋肉内の血管床は大きく，全面積は 6,300m² にもなる．
この毛細血管網を通じて酸素や代謝産物の交換が行われている．

（今本，2004，文献13より）

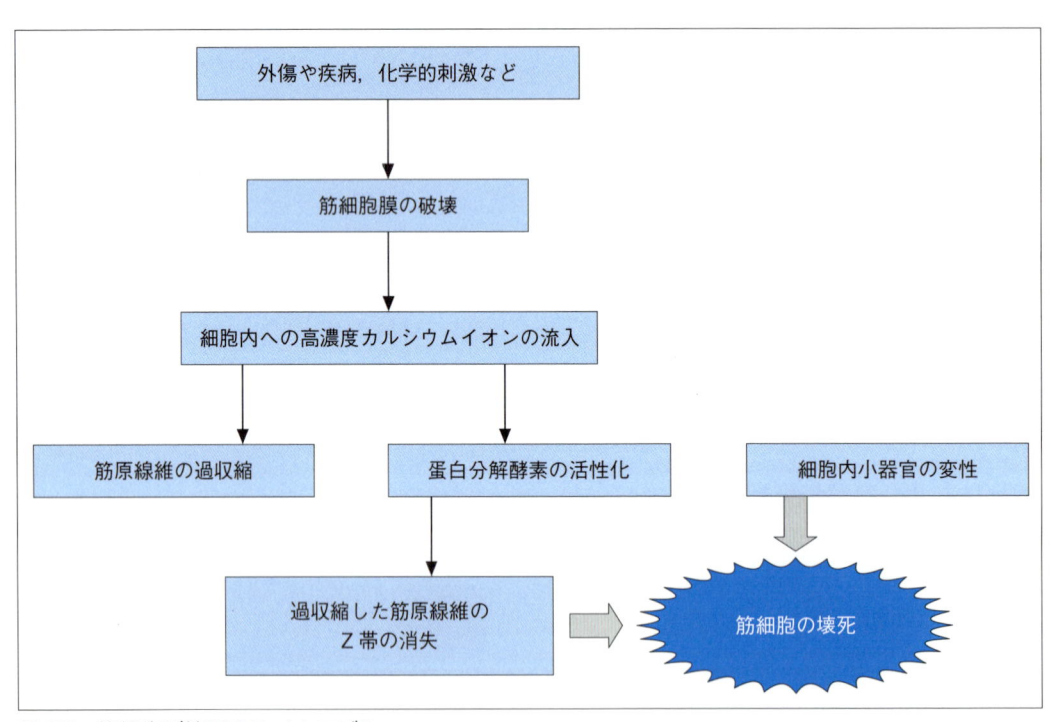

ラベル：筋膜，筋線維，静脈，動脈，混合神経（運動性と知覚性を含む），動・静脈，筋周膜，筋紡錘，筋膜，運動終板，腱，骨膜

図33 筋細胞が壊死するメカニズム

外傷や疾病，化学的刺激など
↓
筋細胞膜の破壊
↓
細胞内への高濃度カルシウムイオンの流入
↓
筋原線維の過収縮／蛋白分解酵素の活性化／細胞内小器官の変性
↓
過収縮した筋原線維のZ帯の消失
→ 筋細胞の壊死

筋衛星細胞の増殖刺激因子として働きます．

② 筋衛星細胞の活性化：筋衛星細胞→筋芽細胞

　正常筋において，**筋衛星細胞**は筋線維の基底膜と形質膜間で静止状態を維持していますが，筋挫傷のような**刺激によって活性化し増殖**します．増殖した筋衛星細胞は**筋芽細胞**となります．

③ 筋管細胞の形成：筋芽細胞→筋管細胞

　筋細胞が壊死した3日後には単核の**筋芽細胞が長軸方向に融合**して，中心に核をもつ**筋管細胞が形成**されます．

④ 筋原線維の形成：筋管細胞→筋原線維

　筋管細胞はさらに分化・成熟し，筋特異的蛋白

表 17　筋細胞の再生過程

筋細胞再生過程	行われること
①壊死した筋細胞の除去	多核白血球やマクロファージなどにより壊死した筋細胞が除去される
	マクロファージは筋線維の再生に関与する筋衛星細胞の増殖刺激因子として働く
②筋衛星細胞の活性化	正常筋において静止状態にある筋衛星細胞が増殖し，筋芽細胞となる
③筋管細胞の形成	単核の筋芽細胞が長軸方向に融合して，中心に核をもつ筋管細胞となる
④筋原線維の形成	筋管細胞がさらに分化・成熟し，筋原線維となる

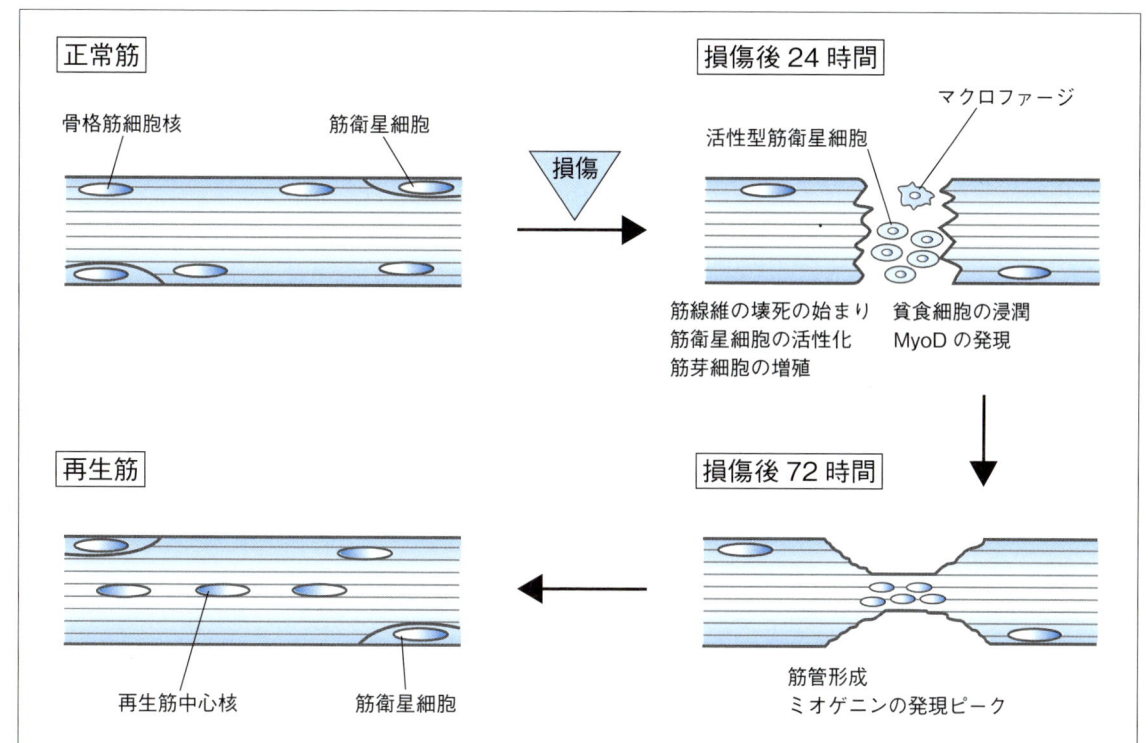

筋分化調節因子 MyoD やミオゲニンなどの細胞を筋肉として分化させる遺伝子調節タンパクを MyoD ファミリーという．筋分化調節因子 MyoD は増殖している筋芽細胞で発現し，骨格筋系譜の細胞を特徴付けていることから筋芽細胞への決定とその維持に関与すると考えられている．

　ミオゲニンは筋芽細胞から筋管細胞への分化段階や筋管細胞の維持に重要である．ミオゲニンは筋芽細胞が増殖を停止し，分化段階に入ると初めてその発現が誘導される．このとき，筋分化調節因子 MyoD が新たなタンパク質合成を必要とせずにミオゲニンを活性化する．

図 34　骨格筋の再生過程を示す模式図　　　　　　　　　　　　　　　　　　　　　　　（弓削，2006，文献 14 より）

質であるアクチン，ミオシン，トロポニン，トロポミオシンなどが発現して細胞質内にミオフィラメントが出現し，ミオフィラメントが集合して**筋原線維を形成**します（**図 35**）．その後，筋原線維は増加して，**筋線維の直径を増大**させます．再生初期に中心に位置していた核は，筋線維周辺部に移動し，再生を終了します．

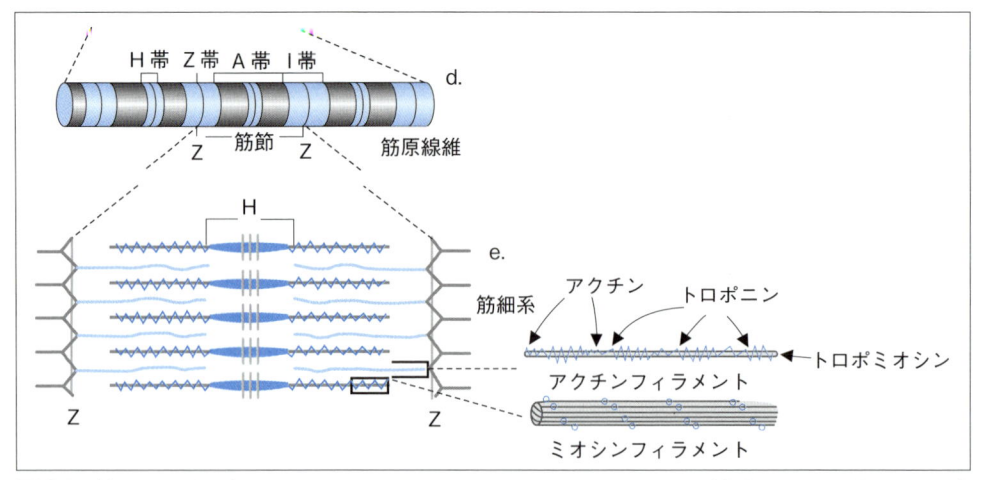

図 35　筋フィラメント　　　　　　　　　　　　　　　　　　　　（今本，2004，文献 13 より）

> **コラム⑤　筋肉痛はどうして生じるの？**
>
> 　筋肉痛の原因としては，①筋細胞膜が破壊され，化学物質の生成・遊離により侵害受容線維が興奮すること，②筋細胞膜の破壊はなく，過度の筋収縮によって血流障害（虚血）が生じることで化学物質が遊離され，筋原線維を包む筋周膜あるいは筋膜に存在する侵害受容線維が興奮すること，③関連痛などがあげられます（表18）．
>
> 表18　筋肉痛の原因
>
> | |
> |---|
> | ①筋細胞膜の破壊による化学物質の生成・遊離 |
> | ②過度の筋収縮による血流障害（虚血）のため化学物質が遊離 |
> | ③関連痛　　　　　　　　　　　　　　　　　　　　　　　など |

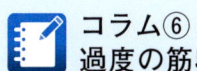

コラム⑥
過度の筋収縮（筋力トレーニング）によって筋肉痛が生じるしくみは？

過度の筋収縮が繰り返されると，**速筋線維**がエネルギー不足により**十分に弛緩できなくなります**．しかし，**遅筋線維**は速筋線維が弛緩できなくなっても**収縮—弛緩を繰り返すことができます**．その結果，**速筋線維とともに筋細胞膜が機械的に損傷**します．筋細胞膜の損傷は炎症症状を引き起こし，筋肉痛が生じます．また，筋を持続的に収縮することによって**筋血流量の減少や筋血流障害**が起こります．筋血流量の減少や筋血流障害が生じると**発痛物質の血中濃度が上昇**し，侵害受容器を興奮させるため，筋肉痛が起こります（図36，37）．

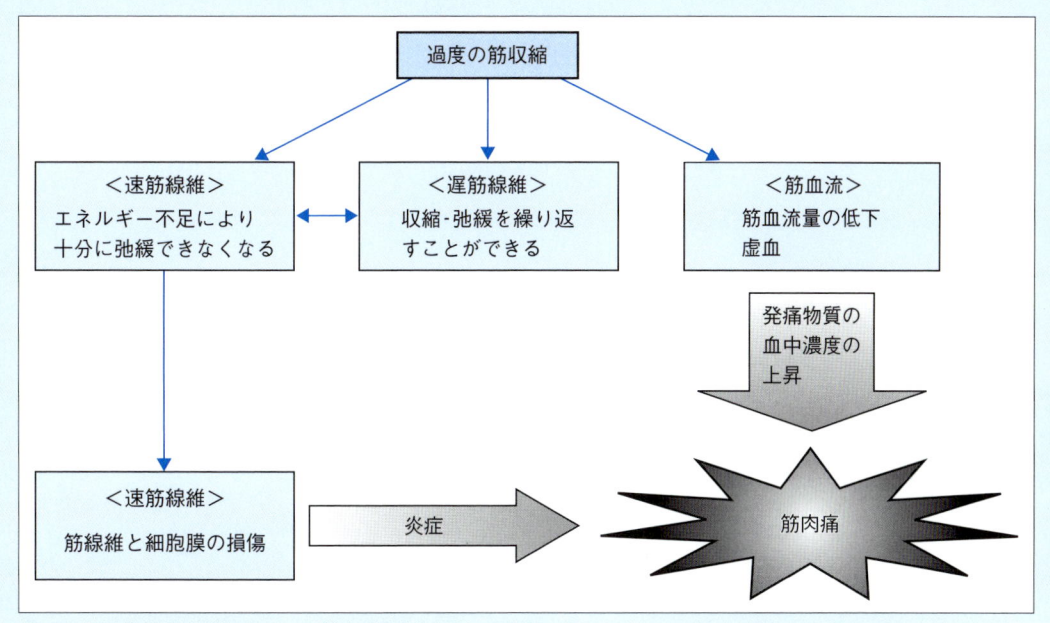

図36　過度の筋収縮によって筋肉痛が生じるしくみ

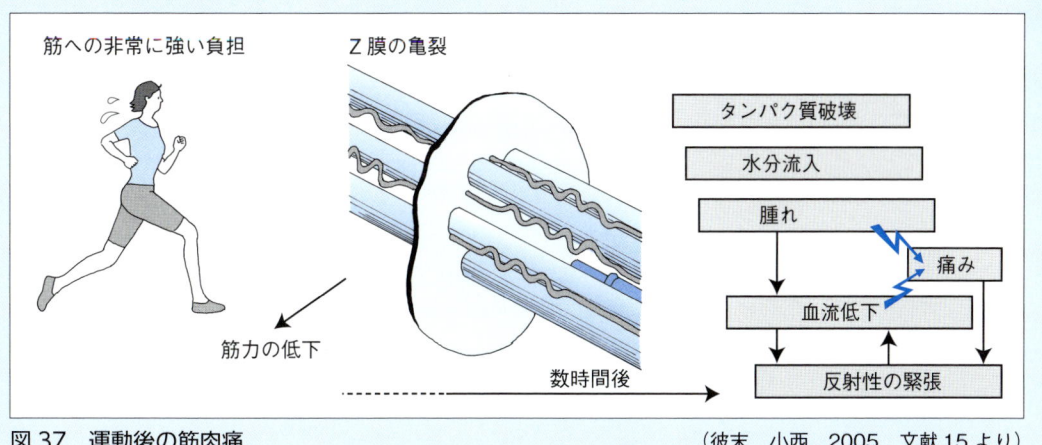

図37　運動後の筋肉痛

（彼末，小西，2005，文献15より）

VI. 脳の可塑性と運動・動作障害および運動学習の科学的基盤

> **はじめに**
>
> 日常生活における諸動作の獲得や改善は，理学療法において重要な課題です．この諸動作の獲得や改善には，関節可動域の拡大や筋機能の向上ばかりでなく，目的とする動作の反復練習が有効です．反復練習を行うことで，その動作のスピードや円滑性，効率が向上するためです．この反復練習による動作の習得や改善は，私たちの日常場面でもよくみられます．脳損傷患者に対して，運動療法などを用いて動作の獲得や改善を図りますが，そもそも，脳が損傷した状態で運動学習は可能なのでしょうか？ また，運動学習はどのように行われるのでしょうか？ この節では，脳の可塑性と運動学習について説明します．

諸動作の獲得や改善は，理学療法において重要な課題です．脳損傷患者に対して，運動療法などを用いて動作の獲得や改善を図りますが（図38），脳が損傷した状態で諸動作の獲得や改善は可能なのでしょうか？ この項では，脳の可塑性と運動学習について説明します．

1 脳の可塑性：損傷した脳機能は回復するの？

脳の可塑性とは，脳機能の変化しうる性質のことです．脳の可塑性は，損傷した脳機能の改善や，諸動作の獲得や改善にとって重要です．では，損傷した脳機能は回復するのでしょうか？ 次に脳細胞と脳機能の特徴を含めて説明します．

a 脳細胞と脳の機能局在

大脳皮質には約140億個の脳細胞があり，**神経回路網を形成**しています．脳細胞は生まれた時には脳細胞数がそろっていて，その後，**脳細胞の数が増えることも，再生することもありません**．

大脳皮質はその部分によって異なる機能を分担しています．このことを脳の**機能局在**といいます（図39）．また，大脳皮質の一次運動野と一次感

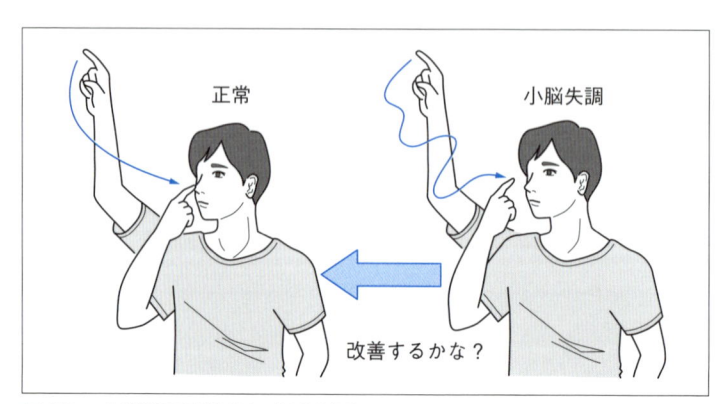

図38 小脳性運動失調：指鼻試験　（河田，稲瀬，2004，文献16より）

覚野には**身体の各領域がマッピング（身体マップ）**されています（図40）．

ⓑ 脳の可塑性のメカニズムとは？

脳科学の進歩によって，考えられていた以上に**脳は可塑性を備えている**ことがわかってきました．**運動を繰り返す**ことによって，**新たな神経回路網が形成**されます．この新たな神経回路網の形成により，本来の機能とは異なる機能を営むことができるようになり，結果として**失われた脳機能を代償**できるようになります．

新たな神経回路網の形成には，**シナプスの可塑性が重要**です．シナプスは頻繁な使用により肥大したり，分枝したりします（図41）．すなわち，**反復練習によりシナプスの伝達効率が改善**します．また，**長期的な反復練習によって**，シナプス

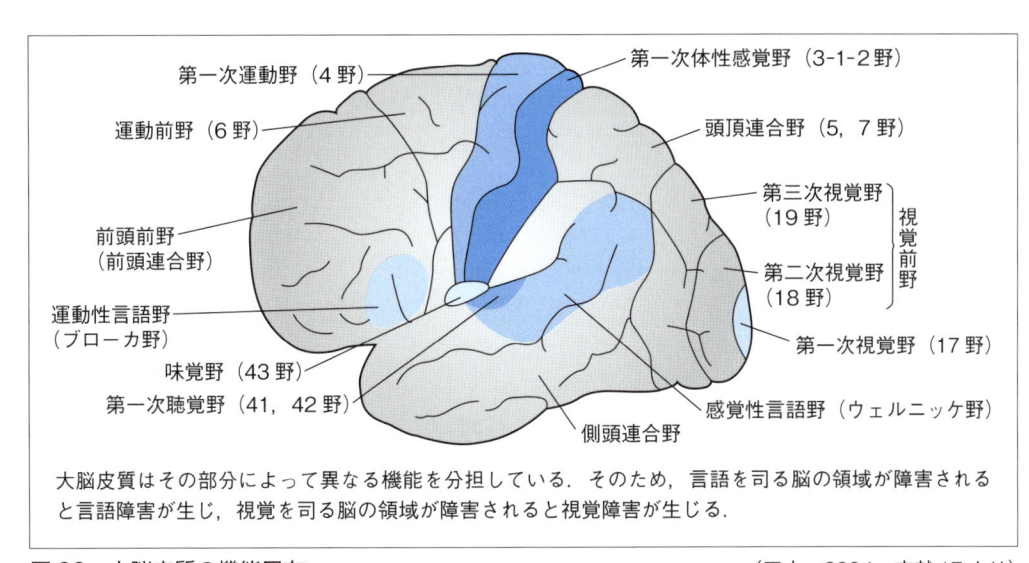

図39 大脳皮質の機能局在　　　　　　　　　　　　　　　　　　　　　　（田中, 2004, 文献17より）

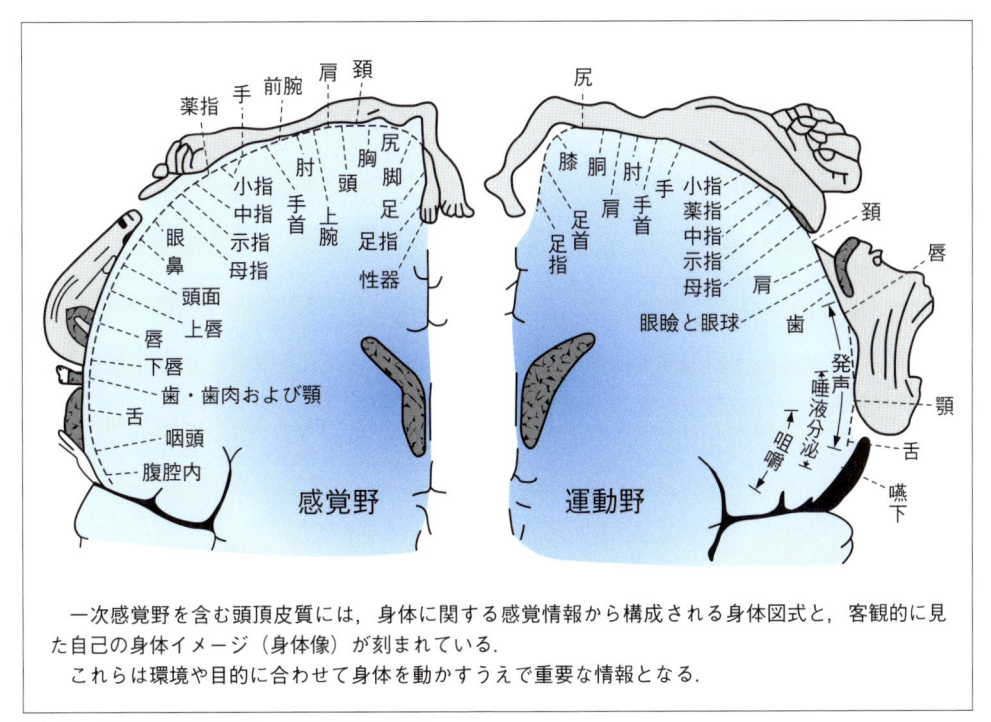

大脳皮質はその部分によって異なる機能を分担している．そのため，言語を司る脳の領域が障害されると言語障害が生じ，視覚を司る脳の領域が障害されると視覚障害が生じる．

図40 運動野と感覚野における担当領域

一次感覚野を含む頭頂皮質には，身体に関する感覚情報から構成される身体図式と，客観的に見た自己の身体イメージ（身体像）が刻まれている．
これらは環境や目的に合わせて身体を動かすうえで重要な情報となる．

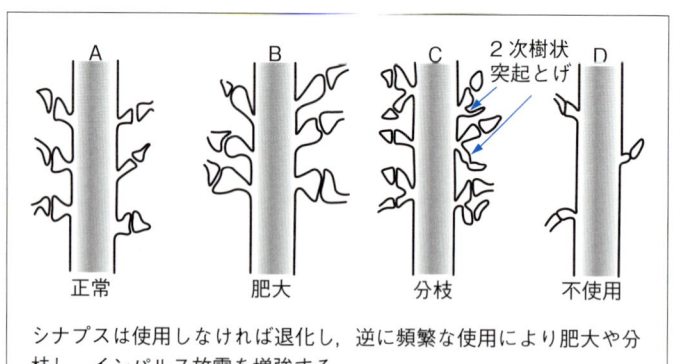

図41 シナプスの可塑性　　　　　　　　　　　　　　　（Eccles, 1977より）

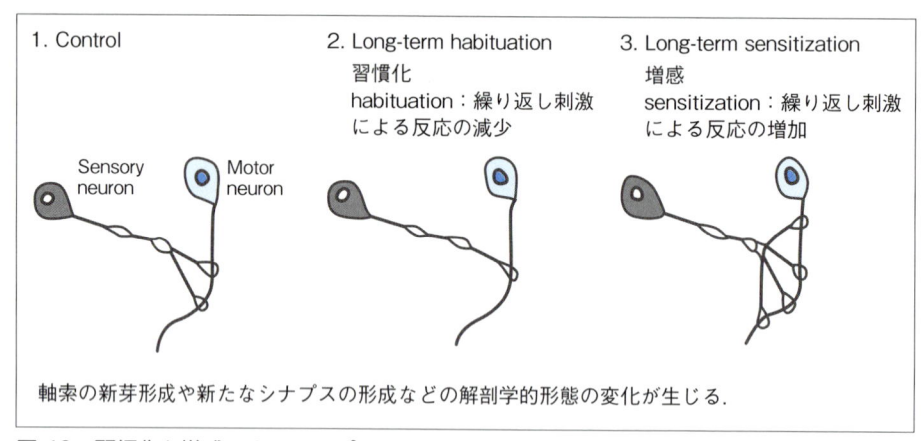

図42 習慣化と増感によるシナプスの形態的変化　　　　（Kandel, 2000より）

の**解剖学的形態の変化**が生じます（図42）．

2　運動学習とは何だろう？

　諸動作の獲得や改善には，関節可動域や筋力の改善のみでなく，目的とする動作の反復練習が有効です．**反復練習によって，その動作の円滑さや効率が向上する**ためです．この**動作の獲得や改善する過程を運動学習**といいます．車の運転などの新しい行為の習得など，運動学習は日常場面でもみられます．外傷や疾病などによって障害された動作が再び獲得されることや，それによって日常生活におけるさまざまな生活行為がより円滑に遂行できるようになることも運動学習です．
　この項では，運動の実行と調整を行う中枢神経系の機能を含めて，運動学習について説明します．

ⓐ 運動の実行と調整を行う中枢神経系の機能

　運動実行のためには，**運動の意思決定やプログラミング**を含めた中枢からの動作実行に関する命令，姿勢維持やバランス，さらに**体の各部位の協調した筋—関節運動**が必要となります（図43，44）．

① 運動皮質の機能

　動かす筋やその順序，収縮の強さなどの**運動のプログラミングや運動命令**は，第一次運動野，運動前野，補足運動野などの**運動野**で行われています．

② 大脳基底核の機能

　大脳基底核は**運動の協調や，運動速度の調整**などを行っています．大脳基底核の障害としてはパーキンソン病などがあげられます．

③ 小脳の機能

　小脳は，**運動の企画や実行，調整**などを行って

います．新しい運動手順への慣れ（運動学習）の責任部位です（**表19**）．

ⓑ 運動学習の特徴（表20）

運動学習の効果は**運動技能の測定**によって観察されます．運動技能の測定において周囲から**観察可能な行動をパフォーマンス**といい，パフォーマンスから得られる運動技能の測定によって運動学習の度合いを知ることができます．運動技能の向上は，**エネルギー消費量の減少，正確さや速さの向上，パフォーマンスの恒常性**などに現れます．

ⓒ 運動学習はどのようにして行われるの？

学習とはどのようなことなのでしょうか？ 学習は新たな情報を獲得する過程であり，情報や課題にふれることで，**学習が起こりパフォーマンスは改善**します．学習における成果を**記憶**といいます．記憶には，**感覚記憶，短期記憶，長期記憶**の3段階があります（**表21**）．

運動学習の場面を例にすると，理学療法士がこれから行う動作を口頭で説明したこと（聴覚刺激）やデモンストレーション（視覚刺激）したことは，患者に感覚記憶されます．この感覚記憶は，患者の「習得したい」といった**欲求**などに基づいて，**注意**が向けられ，短期記憶となります．短期記憶された動作は，**繰り返し練習**することによって，長期記憶されます．そして，長期記憶された結果

表19　小脳の機能

①姿勢の修正と適正化および眼球運動調節
　（筋緊張・姿勢・バランス）
②姿勢と目標を目指す運動の協調，目標を目指す運動の修正
③目標をめざす運動のプログラミング

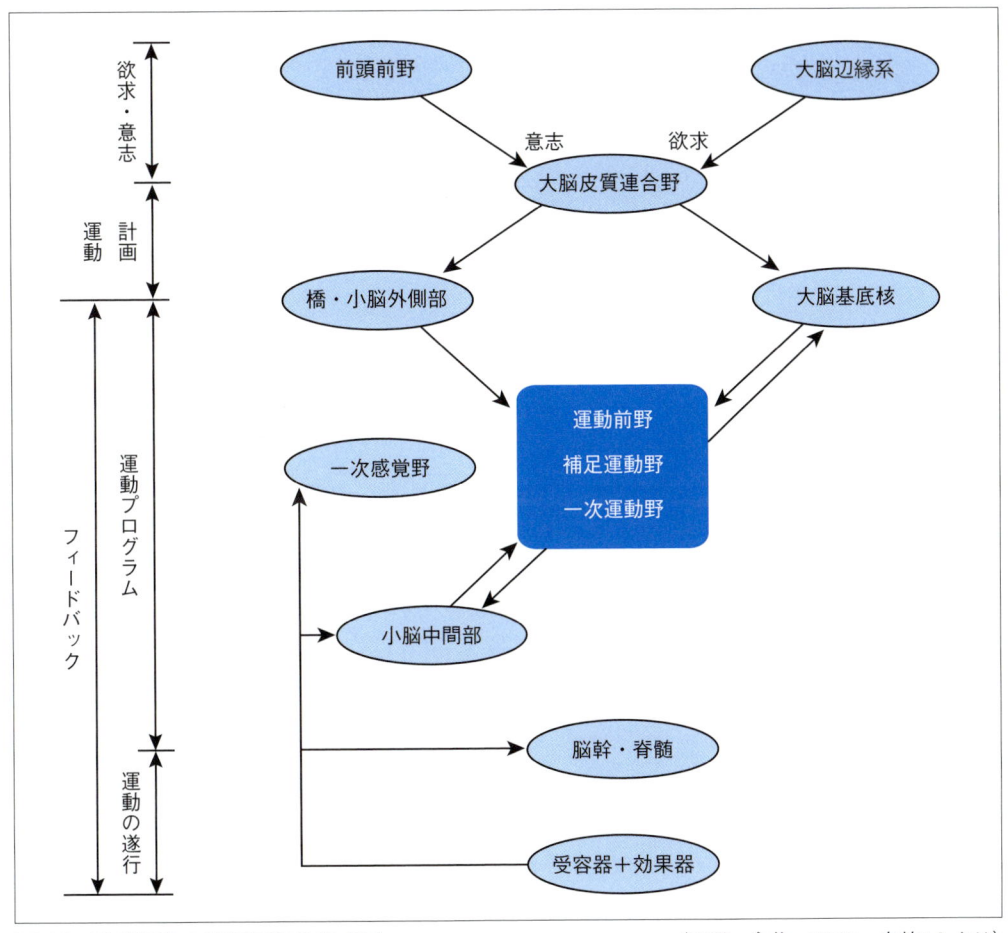

図43　随意運動の神経回路の模式図

（黒澤，今井，2008，文献18より）

1 意志決定

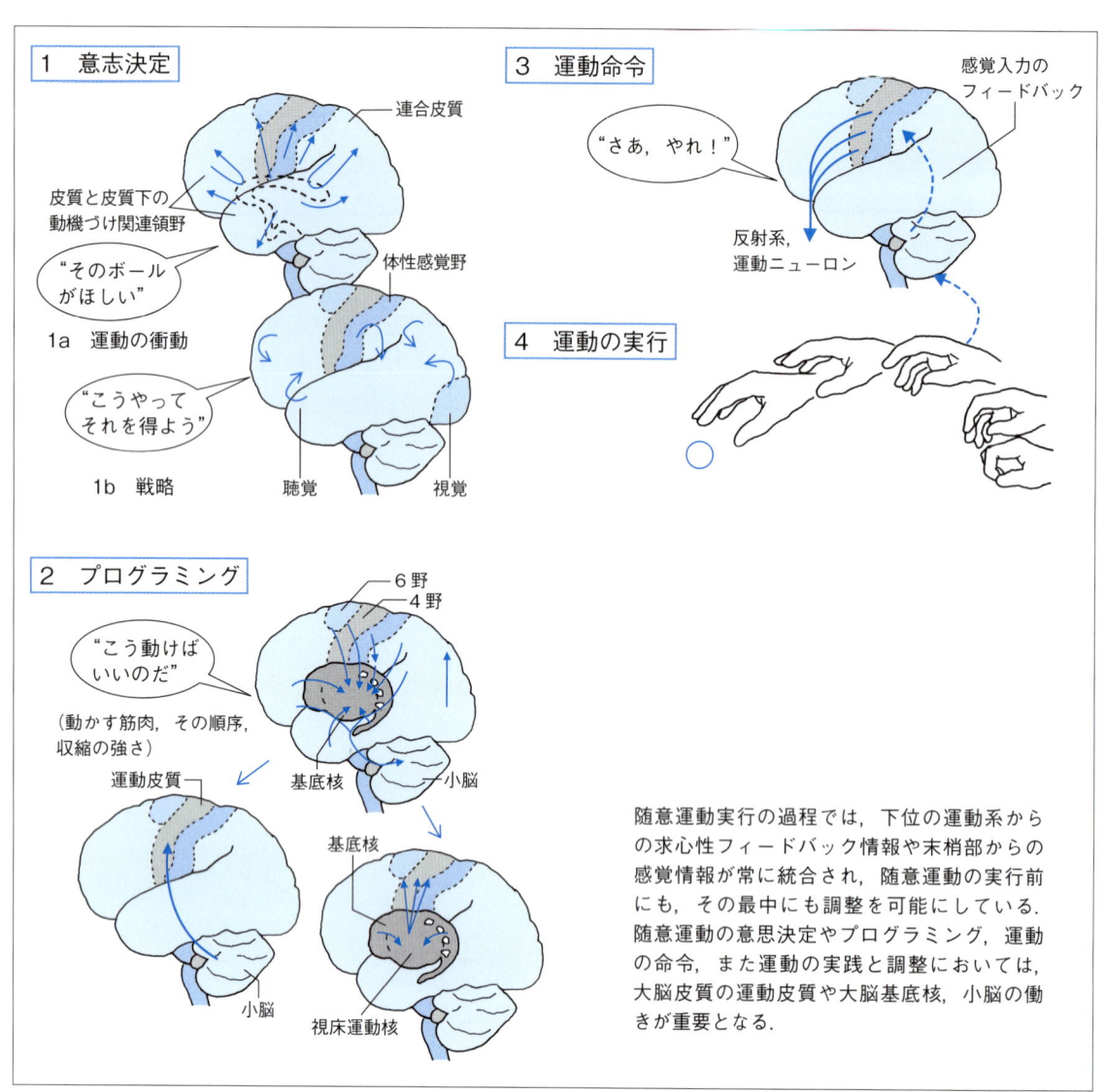

- 連合皮質
- 皮質と皮質下の動機づけ関連領野
- "そのボールがほしい"
- 1a 運動の衝動
- 体性感覚野
- "こうやってそれを得よう"
- 1b 戦略
- 聴覚
- 視覚

3 運動命令

- 感覚入力のフィードバック
- "さあ，やれ！"
- 反射系，運動ニューロン

4 運動の実行

2 プログラミング

- 6野
- 4野
- "こう動けばいいのだ"
- （動かす筋肉，その順序，収縮の強さ）
- 運動皮質
- 基底核
- 小脳
- 基底核
- 小脳
- 視床運動核

随意運動実行の過程では，下位の運動系からの求心性フィードバック情報や末梢部からの感覚情報が常に統合され，随意運動の実行前にも，その最中にも調整を可能にしている．随意運動の意思決定やプログラミング，運動の命令，また運動の実践と調整においては，大脳皮質の運動皮質や大脳基底核，小脳の働きが重要となる．

図44　運動の意思決定から実行までの過程

（香山，2005，文献19より）

表20　運動学習の特徴

①運動学習は経験や練習を通じて獲得される運動行動の変化である．
②運動学習は比較的永続する変化である．口頭指示や誘導などにより患者の行動が一次的に変化するが，この変化すべてが学習ではなく，口頭指示や誘導などの特殊な要因を取り除いた後にも保持される変化が運動学習した結果とされる．
③運動学習は状況に適した感覚運動系の協調性が向上していく過程である．
④運動学習を直接観察することはできない．運動機能やパフォーマンスを通じて観察することができる．

表21　記憶の段階

①感覚記憶	視覚や聴覚などの感覚情報の記憶．瞬間的ですぐ消失する
②短期記憶	短期感覚貯蔵において注意を向けられた記憶が短期記憶に移送される．短期記憶は保持時間が十数秒程度で，復唱などのリハーサルによって，長期記憶に移送される
③長期記憶	保持時間や容量は無限大と考えられている．必要に応じて情報が検索され，引き出される．また，短期記憶構造のなかで，統合分析され，新たな長期記憶として保存される

として，日常生活においてもその動作ができるようになります（図45）．

d 運動学習が成立するためにはどのようなことに留意すればよいの？

運動学習が成立するためには，**学習者の要素**と，課題の実践における**フィードバック**などが影響します．

> 🌱 **コラム⑦　学習の準備性（レディネス）とは？**
>
> 学習が効果的になされるには，心身ともにその学習をするのに適した発達・能力・経験などの準備が必要であるということです．

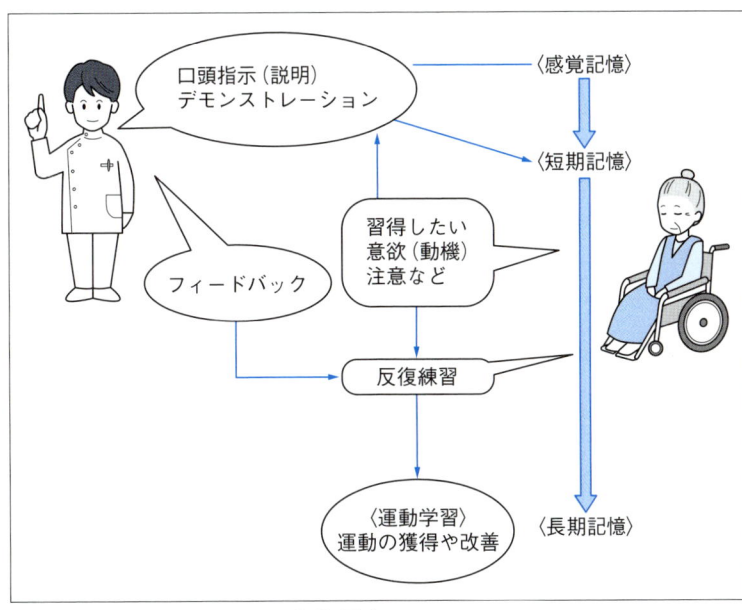

図45　臨床場面における運動学習例

表22　フィードバックの種類

	情報	例
内在的フィードバック	自分で，直接的に知覚できる運動の結果から生じた情報	どれだけ力を入れたか，どんな感触だったか，どれくらい関節を曲げたのかなど，視覚や聴覚，触覚や運動感覚などの身体内部の情報に関するフィードバック
外来的フィードバック	身体外部から人工的に与えられる情報	賞賛や激励，誤りの指摘や患者に与えるさまざまな言語教示などが該当する
	結果の知識（Knowledge of result：KR）	「運動がうまくいったか否か」など，その結果を伝えること
	パフォーマンスの知識（Knowledge of performance：KP）	「身体が傾いている」「足を振り出す幅が大きすぎる」など遂行中の運動の特徴について伝えること

①学習者の要素

運動学習の成立には，学習者の**①学習の準備性（レディネス）**（コラム⑦），**②意欲（動機付け），③能力の限界，④フィードバック**などが影響します．

②フィードバック

運動課題を学習する場合に，**運動結果から得られる情報**のことをフィードバックといいます．いろいろな感覚器から得られた**パフォーマンスに関する情報**は，運動中にあるいは運動後に**フィードバックとして利用**され，**運動の習得や修正**が行われます．

フィードバックには，**①内在的フィードバック**と**②外来的フィードバック**があります（**表22**）．

第4章 文献

1) 肥田朋子・他：痛みのメカニズムと理学療法～痛みについて理解を深めよう～．愛知理学療法士会誌18（2）：55-62，2006．
2) 鈴木重行：理学療法の基礎と評価．理学療法ハンドブック第1巻（細田多穂，柳澤健編），改訂第3版，協同医書出版，2008，pp435-462．
3) 岡田隆夫：体性感覚とはなにか？．カラーイラストで学ぶ集中講義 生理学（岡田隆夫編），メジカルビュー社，2008，pp140-141．
4) 小西真人：刺激に対する感覚受容の種類と機序にはなにがある？．カラーイラストで学ぶ集中講義 生理学（岡田隆夫編）．メジカルビュー社，2008，pp52-53．
5) 沖田 実・他：関節可動域制限の病態とその治療法を再考する．理学療法探求7：1-7，2004．
6) 谷本道哉：使える筋肉・使えない筋肉［理論編］（石井直方監修）．ベースボールマガジン社，2008，p136．
7) 松村讓兒：人体解剖ビジュアル-からだの仕組みと病気．医学芸術社，2005，pp44-45．
8) 今本喜久子：第2章運動器系．カラーで学べる人体の構造と機能（佐伯由香，北村聖編）．ヌーヴェルヒロカワ，2004，pp61-136．
9) Barbara H, Nancy K M：Human Body in Health and Illness. 2nd eds, 2003．／尾岸恵三子，片桐康雄（監訳）：ヒューマンボディ 体の不思議がわかる解剖生理学．エルゼビア・ジャパン，2004，p98．
10) 橋本公二：創傷治癒．医学を学ぶための生物学（谷口直之，米田悦啓編）第2版，南江堂，2004，pp404-410．
11) 馬渕清資：靱帯の力学的特徴．理学療法25（4）：714-719，2008．
12) 鈴木敦子：筋．コメディカルのための専門基礎分野テキスト生理学（黒澤美枝子・他編），第2版，中外医学社，2008，pp54-67．
13) 今本喜久子：第2章運動器系．カラーで学べる人体の構造と機能（佐伯由香，北村聖編集），ヌーヴェルヒロカワ，2004，pp61-136．
14) 弓削類：解剖学・分子生物学．基礎理学療法学（内山 靖編），医学書院，2006，pp18-34．
15) Agamemnon Despopolos, Stefan Sibernagl：Color Atlas of Physiology, 2003．／彼末一之，小西あき：神経と筋，身体運動．カラー図解よくわかる生理学の基礎（佐久間康夫監訳）．メディカルサイエンスインターナショナル，2005，pp42-77．
16) 河田光博，稲瀬正彦：カラー図解靱帯の正常構造と機能Ⅷ神経系（1）．日本医事新報社，2004，pp64-65．
17) 田中裕二：第12章神経系．カラーで学べる人体の構造と機能（佐伯由香，北村聖編），ヌーヴェルヒロカワ，2004，pp361-432．
18) 黒澤美枝子，今井 樹：運動．コメディカルのための専門基礎分野テキスト生理学（黒澤美枝子・他編），第2版，中外医学社，2008，pp68-93．
19) Agamemnon Despopolos, Stefan Sibernagl：Color Atlas of Physiology, 2003．／香山雪彦：運動系．カラー図解よくわかる生理学の基礎（佐久間康夫監訳）．メディカルサイエンスインターナショナル，2005，pp324-330．

（榎本 雪絵）

索 引

和 文

あ

アジア理学療法連盟（ACPT） 21, 22
アセチルコリン 125
アライメント（alignment） 87

い

医学的リハビリテーション 3, 5
痛み 112
　――刺激 112
　――の増悪 116
　――の伝導経路 115
　――の発生様式 114
一次痛 114
依頼箋 29
医療の新しい概念 6
医療保険制度 16
インフォームド・コンセント
　（informed consent） 7

う

後ろ向き研究 54
運動学習
　105, 107, 108, 142, 144
　――の特徴 146
運動学的分析（kinematics） 95
運動技能（motor skill）
　105, 107, 145
運動性皮質 125
運動単位（MU） 83, 126, 127
運動単位活動電位（MUAP） 83
運動と動作の分析 95, 101
運動の軸 69
運動命令 144
運動野 144
運動力学的分析 101, 102
運動療法 33, 34
　――の対象と方法 35
　――の歴史 34

え

英国理学療法士協会 4
壊死 136

お

炎症 122
炎症期 132
遠心性収縮 80, 81

お

横行小管 136
横断研究 54
応用研究 52
温熱療法 38
　――の作用機序 40

か

臥位 99
介護給付 19
介護支援専門員 14
介護認定審査会 18
介護福祉士 14
介護保険制度 17
介護保険によるサービス 18
介護老人保健施設 50
開示 24
　――請求 24
回転運動 71
介入 13, 33
　――に用いる方法 33
　――の目的 33
解剖学的立位肢位 68
外来的フィードバック
　108, 147, 148
科学的根拠 6
化学的刺激 113
架橋 122
学習の準備性（レディネス） 147
角速度 80
角変位 98
荷重点 74
加速度 95
可塑性 142
滑液 119, 120
過度の筋収縮 141
構え 86
過流浴 39
カルシウムイオン 136
感覚神経 112
観察 64, 65
　――研究 53
患者中心医療 6, 30

関節運動 67
関節可動域障害 35, 118
関節腔 119, 120
関節鼠 120
関節トルク 78, 102
関節軟骨 119, 120
関節の構造 119, 120
関節包 119, 120
関節包外構造 119, 121
関節モーメント 101, 102
関節遊離体 120
感度 85
カンファレンス 29
寒冷療法 38, 39
関連職種 12
　――の専門性 13
関連痛 117

き

記憶 145
　――の段階 146
機械的刺激療法 38
　――機器 39
義肢 43
義肢装具士 14, 44
義手 42
義足 42
基礎研究 52
機能局在 142
機能的自立度評価法（FIM） 47
基本肢位 68
基本的立位肢位 68
求心性収縮 80, 81
急性痛 115
教育課程の歴史的変遷 57
教育的リハビリテーション 5
教育内容の変遷 58
教育の到達目標 61
協調性 109
業務指針 4
極座標系 95
虚血 113
筋萎縮 126
筋衛星細胞 137
筋芽細胞 138
筋管細胞 138
筋原性疾患 129

149

筋原線維　128
筋細胞　136, 137, 139
　　——の壊死　136
　　——の構造　136
　　——の再生　137
　　——の再生過程　139
筋持久力　36, 78, 82
筋鞘　136
筋小胞体　136
筋線維　128
　　——のタイプ　129
筋張力　78
筋電位（Myo-Electric potential）　83
筋電図（Electromyography）　83
　　——の計測　82
筋肉痛　140, 141
筋の構造　126, 128
筋疲労　82
筋フィラメント　140
筋力　36, 78, 124
　　——トレーニング　141
　　——の測定　78
筋力低下　124
　　——の悪循環　124
　　——の原因　129
　　——のメカニズム　124

く

クリニカルリーズニング　7
車椅子　44
訓練等給付　19

け

ケアプラン　18
血液凝固期　131
結果の知識（KR）　108
ケロイド（肥厚性瘢痕）　133
研究　26, 52
　　——方法　53
　　——モラル　26
　　——領域　52
肩甲骨の運動　67
肩甲上腕リズム　69
肩甲面　67
言語聴覚士　14
原始反射　89

こ

高閾値機械的受容器　112, 113

合成重心　74
校正値　85
光線療法　39
　　——機器　39
剛体　72
　　——リンクモデル　72
国際学会　22
国際障害者年　11
国際生活機能分類（ICF）　32
極超短波　38
国民皆保険制度　16
骨格筋　137
　　——の血管　138
　　——の構造　137
　　——の再生過程　139
骨性指標　64, 65
コホート研究（前向き研究）　54
コラーゲン線維　131

さ

最大仕事量　82
最大トルク　81
最大反復回数（RM）　79
細胞増殖期　132
座位保持装置　44
作業療法士　14

し

紫外線　39
支持基底面　77
矢状水平軸　69
矢状面　69
視診　65
姿勢　86
　　——反射　88
実験的介入研究　53
指定介護老人福祉施設　50
時定数　85
支点　74
シナプス　143
　　——の可塑性　144
社会的リハビリテーション　5
社会福祉士　14
社団法人日本理学療法士協会　20
社団法人日本理学療法士協会倫理規程　24
収縮のメカニズム　126
自由神経終末　112, 113
重心　72, 73, 95
　　——の速度　95

　　——の加速度　95
　　——の求め方　72
集中的維持期理学療法　50
重複歩（stride）　91
自由歩行　94
重力（gravity）　71, 76
受容器　112
準備性　147
情意領域　60
障害者自立支援法　18
障害予防　3
小脳　145
上皮化　133
症例研究　55
初期評価　29
　　——サマリ　30
職業的リハビリテーション　5
職業倫理　23
職種　14
触診（palpation）　64
　　——の実際　65
職能団体　20
　　——としての役割　20
職場管理　23
自立生活（IL）運動　10, 11
心因性疼痛　114
侵害刺激　113
侵害受容性疼痛　114
針筋電図　83
シングルケーススタディ　55
シングルケースデザイン　56
シングルケースレポート　55
神経因性疼痛　114
神経筋接合部　83, 125, 127
神経腫　117
靱帯　119, 120, 134
身体の基本面　69
身体計測　66
身体重心　66
靱帯損傷治癒のメカニズム　133
真皮　131
診療報酬点数　16

す

随意運動の命令系統　125
錐体外路　125
錐体路　125
垂直軸　69
水治療法　35, 38
　　——機器　39

──の作用機序　40
水平面　69

せ

生活関連活動（APDL）　46
生活の質（QOL）　11
精神運動領域　60
生体の形　64
生体力学　71
生命の質（QOL）　11
制約作用　70
世界保健機関（WHO）　4, 50
世界理学療法連盟（WCPT）
　　21, 22
赤外線　39
脊髄視床路　114
脊髄網様体路　114
説明と合意　7
前額水平軸　69
前額面　69
潜時　106
漸増抵抗運動　35
専門領域研究部会　22

そ

装具　42, 43
創傷　131
　　──治癒のメカニズム　131
　　──の治癒　133
組織修復の段階　132
卒後教育　21
　　──システム　61
卒前教育　21

た

体位　86
体重心　66, 72
　　──位置の測定法　67
対照群　55
体性痛　114
大脳基底核　145
多関節筋　70
立ち直り反射　88, 89
立ち直り反応　89
短期ゴール　32
弾性線維　131

ち

地域生活支援事業　19
地域で働く理学療法士　50

地域に根ざしたリハビリテーション（CBR）　49, 50
地域理学療法　49
　　──の概念　49
力　71, 72
　　──の合成　72
　　──のモーメント　71
中枢性運動麻痺　36
超音波　38
長期ゴール　32
調査研究のデザイン　54
直交座標系　95
治療体操　9
治療用装具　43
チーム医療　12, 14

つ

通所リハビリテーション　18, 51
杖　43

て

デイケア　51
デカルト座標系　95
できるADL　48
てこ　75
　　──の原理　74
　　──のつり合い　75
電気刺激療法　38, 39
　　──機器　39
　　──の作用機序　41

と

等運動性（isokinetic）　80
等尺性収縮　79
等速性（isovelocity）　80
等速性運動　80
等張性収縮　79
特定疾患　17
徒手筋力検査　35
トルク　71

な

内在的フィードバック
　　108, 147, 148
内臓痛　114

に

肉芽形成　133
二次痛　114
日常生活活動（ADL）　45

日常生活用具　42
日本の医療保険　17
日本理学療法士協会　4, 20, 21
認知領域　59

の

脳細胞　142
脳の可塑性　142
ノーマライゼーション　10

は

廃用　34, 129, 130
廃用性症候群　34, 35
発痛物質　113
ハバードタンク　39
パフォーマンス　145
速さ―正確さのトレードオフ
　　107
パラフィン　38
瘢痕化　121
反応時間（RT）　105, 106
　　──の測定　105
反復練習　144

ひ

肥厚性瘢痕（ケロイド）　133
皮膚の構造　132
評価から治療介入への流れ　29
表皮　131
表面筋電図　83

ふ

フィッツの法則　107
フィルタ　85
フィードバック　148
　　──の種類　147
福祉用具　42
浮腫　122
物理医学　9, 37
物理療法　33, 37
　　──の起源　37
　　──の作用と適応　38
　　──の分類　38
不動　122
　　──の原因　121
プラトー　28
プログラミング　144

へ

平均角加速度　98

平均角速度　98
平均速度　98
平均パワー　82
平衡反応　88
米国理学療法士協会　4
並進運動　71
ヘルシンキ宣言　26
変位　98

ほ

法と制度　15
訪問リハビリテーション　18, 51
保健師　14
歩行　91
　――の運動学的動作分析　99
　――の運動力学的分析　103
歩行器　43
歩行周期　91
　――の期分け　92
歩行比　93, 94
歩行分析　91
歩行率　93
歩幅（step length）　91
補装具　41, 42
　――の種類と使用目的　43
　――の定義　41
　――療法　33, 41, 44
ホットパック　38
ポリモダール　112
　――受容器　113

ま

前向き研究（コホート研究）　54
末梢性運動麻痺　36
慢性痛　115, 116

め

メタアナリシス　55

も

目標設定　31
問題点の抽出　31
モーメントアーム　72

ゆ

遊脚相　91, 93
床反力（COP）　76, 77, 101

よ

要介護認定　17
要約フィードバック　109
欲求　147

ら

ランチョ・ロス・アミゴス式　92

り

理学療法　3
　――の位置づけ　2
　――の定義　2
　――の範囲　6
　――の理念　9, 11
　――の歴史　9
理学療法関連法規　15
理学療法教育　7, 57
　――ガイドライン　61
　――ガイドライン（1版）　58
　――の範囲　58
　――の目標　59
理学療法業務指針　22
理学療法研究　7, 52
理学療法士　2, 13, 24
　――としての介入　13
　――の職域　2
　――の職業倫理ガイドライン　24
理学療法士及び作業療法士法　2, 15, 16
理学療法士作業療法士学校養成施設指定規則　58
理学療法対象疾患　4
理学療法対象者　4
力点　74
リスク・マネジメント　25
立位　99
立脚相　91, 92
リハビリテーション　5, 9
　――の起源　9
リハビリテーション実施計画書　30
両脚支持期　91
臨床　2
臨床技能教育　60
臨床研究に関する倫理指針　26
臨床思考過程　7
臨床心理士　14
臨床推論　7

臨床的介入研究　55
臨床理学療法　6, 7, 28
　――の過程　28
　――の体系　33
倫理規定　23

レ

レディネス（学習の準備性）　147
レーザー　39

ワ

ワイヤー電極　84

数字

10m 歩行テスト　93
2関節筋　70

欧文

A

"ABA"デザイン　56
ACPT（アジア理学療法連盟）　21, 22
Activities of Daily Living（ADL）　45
Activities parallel to daily living（APDL）　46
Asian Confederation for Physical Therapy（ACPT）　21, 22
ADL（日常生活活動）　45
　――の概念と範囲　45
　――の歴史　45
　――を構成する活動　45
alignment　87
APDL（生活関連活動）　46
　――を構成する活動　46
A σ神経線維　112

B

Barthel Index　47

C

CBR（地域に根ざしたリハビリテーション）　49, 50
Center of pressure（COP）　77

152

clinical reasoning（クリニカルリーズニング） 7
Community-Based Rehabilitation（CBR） 49, 50
COP（床反力） 77
C 神経線維 112

E

EBM 7
EBPT 8
Electromyography（筋電図） 83
evidence-based medicine（EBM） 7
evidence-based physical therapy（EBPT） 8

F

Functional Independence Measure（FIM） 46, 47
FIM（機能的自立度評価法） 46, 47

G

gravity（重力） 71

I

International Classification of Function（ICF） 31, 32
ICF（国際生活機能分類） 31, 32
IL（自立生活）運動 10, 11
Independent Living（IL 運動） 10, 11

informed consent（インフォームド・コンセント） 7
inspection（視診） 65
isokinetic（等運動性） 80
isovelocity（等速性） 80

K

kinematics（運動学的分析） 95
kinetics 101
knowledge of results（KR） 108
KR（結果の知識） 108

M

motor skill（運動技能） 107
motor time（MT） 106
motor unit（MU） 83
motor unit action potential（MUAP） 83
MT 106
MU（運動単位） 83
MUAP（運動単位活動電位） 83
Myo-Electric potential（筋電位） 83

O

Objective Structured Clinical Examination（OSCE） 61
OSCE 61

P

palpation（触診） 64
PBL（問題解決型学習） 61
PMT 106

premotor time（PMT） 106
Problem-Based Learning（PBL） 61

Q

QOL（生活の質，生命の質） 11
Quality of Life（QOL） 11

R

reaction time（RT） 106
Repetition Maximum（RM） 79
RM（最大反復回数） 79
RT（反応時間） 106

S

scapulohumeral rhythm（肩甲上腕リズム） 69
S/N 比 85
step length（歩幅） 91
stride（重複歩） 91

W

WCPT（世界理学療法連盟） 21, 22
WHO（世界保健機関） 4, 50
——の定義 4
World Confederation for Physical Therapy（WCPT） 21, 22
World Health Organization（WHO） 4, 50

【編者略歴】

大橋ゆかり

1981 年	東京都立府中リハビリテーション専門学校理学療法学科卒業
同 年	東京都立神経病院リハビリテーション科勤務
1986 年	東京都立医療技術短期大学理学療法学科助手
1992 年	学習院大学大学院人文科学研究科修了（心理学修士）
1995 年	学習院大学大学院人文科学研究科博士課程修了
同 年	茨城県立医療大学保健医療学部講師
2000 年	茨城県立医療大学保健医療学部助教授
2002 年	茨城県立医療大学保健医療学部教授
同 年	東京医科大学医学博士学位取得
2009 年	日本理学療法士協会理学療法教育ガイドライン検討部会部会長（2010 年 3 月まで）

ビジュアルレクチャー
基礎理学療法学　　　　ISBN978-4-263-21805-1

2012 年 1 月 10 日　第 1 版第 1 刷発行
2021 年 1 月 10 日　第 1 版第 6 刷発行

　　編　者　大　橋　ゆかり
　　発行者　白　石　泰　夫
　　発行所　医歯薬出版株式会社

〒113-8612　東京都文京区本駒込 1-7-10
TEL. (03) 5395-7628 (編集)・7616 (販売)
FAX. (03) 5395-7609 (編集)・8563 (販売)
https://www.ishiyaku.co.jp/
郵便振替番号 00190-5-13816

乱丁，落丁の際はお取り替えいたします　　印刷・木元省美堂／製本・愛千製本所

Ⓒ Ishiyaku Publishers, Inc., 2012. Printed in Japan

本書の複製権・翻訳権・翻案権・上映権・譲渡権・貸与権・公衆送信権（送信可能化権を含む）・口述権は，医歯薬出版㈱が保有します．

本書を無断で複製する行為（コピー，スキャン，デジタルデータ化など）は，「私的使用のための複製」などの著作権法上の限られた例外を除き禁じられています．また私的使用に該当する場合であっても，請負業者等の第三者に依頼し上記の行為を行うことは違法となります．

JCOPY ＜出版者著作権管理機構 委託出版物＞

本書をコピーやスキャン等により複製される場合は，そのつど事前に出版者著作権管理機構（電話 03-5244-5088，FAX 03-5244-5089，e-mail：info@jcopy.or.jp）の許諾を得てください．